L•E•O

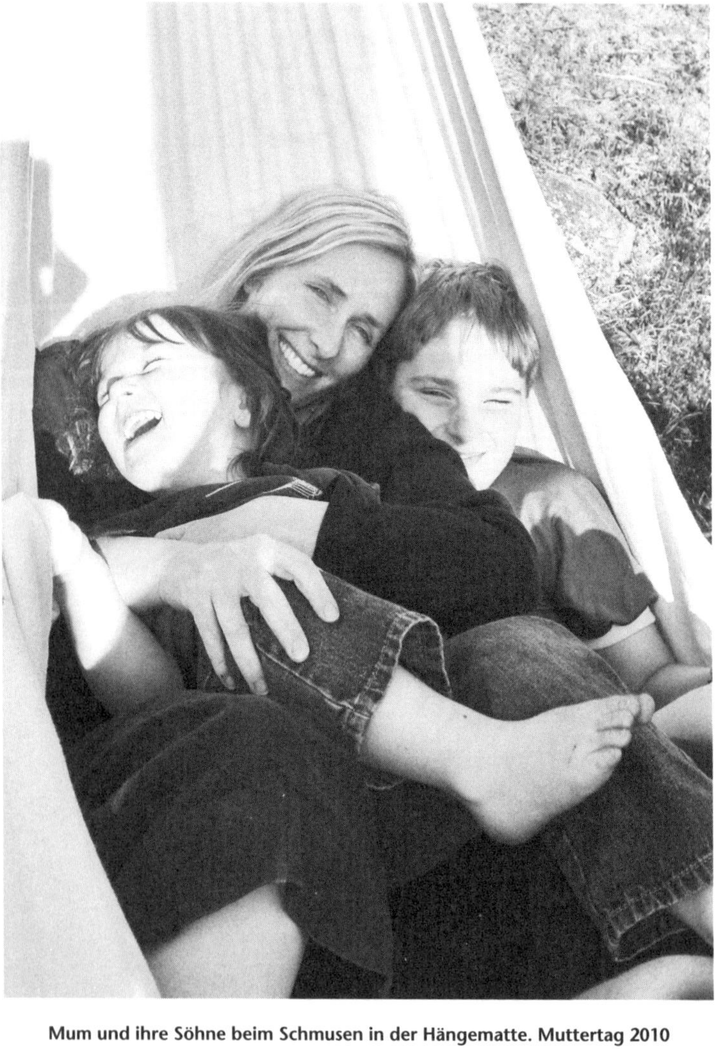

Mum und ihre Söhne beim Schmusen in der Hängematte. Muttertag 2010

Ich hab dich immer lieb

Wie ich meinen Sohn verlor und für immer wiederfand

Scarlett Lewis

mit

Natasha Stoynoff

Aus dem amerikanischen Englisch übersetzt
von Annette Charpentier

L•E•O

L.E.O. Verlag ist ein Imprint der Scorpio Verlag GmbH & Co. KG,
herausgegeben von Michael Görden

MIX
Papier aus verantwortungsvollen Quellen
FSC® C014496
FSC
www.fsc.org

Published by Arrangement with Hay House Inc., Carlsbad, CA
Die Originalausgabe ist erstmals 2013 bei Hay House Inc. erschienen.
Titel der amerikanischen Originalausgabe: *Nurturing Healing Love*

Umschlaggestaltung: Torge Niemann, WRAGE
Satz: BuchHaus Robert Gigler, München
Druck und Bindung: GGP Media GmbH, Pößneck
ISBN 978-3-95736-010-6

Mehr über unsere Bücher
www.leoverlag.de

Inhalt

IN LIEBE, AUS GANZEM HERZEN,
FÜR MEINE BEIDEN SÖHNE
J.T. UND JESSE.
DER EINE IST MEIN ENGEL AUF ERDEN,
DER ANDERE MEIN ENGEL IM HIMMEL.

Geleitwort | von Dr. Wayne W. Dyer

Ich habe dieses Buch nicht gelesen – ich habe es mitgefühlt. Ich fühlte jedes einzelne Wort, jeden Absatz, jede Seite, jedes Kapitel von Anfang bis zum Ende, wenn Scarlett ihrem geliebten kleinen Sohn dankt, weil er ihr die wichtigste Lektion ihres Lebens beigebracht hat: dass Liebe nämlich niemals endet.

Dieses eindringliche, nachdenklich stimmende Buch, das Sie nun in den Händen halten, machte mir auf sehr nachdrückliche Weise klar, was meine Freundin, die Dichterin und spirituelle Lehrerin Maya Angelou, mir vor vielen Jahren bei einer gemeinsamen Radioshow mitteilte: »Ich habe gelernt«, sagte sie, »dass die Menschen vergessen, was man gesagt hat. Sie vergessen, was man getan hat, aber die Menschen vergessen niemals, wie sie sich in deiner Gegenwart gefühlt haben.« Diese Worte sind mir in Erinnerung geblieben, und oft wurde mir deren Wahrheit sehr deutlich klar.

Als ich mich in dieses Buch versenkte, empfand ich ein

Gefühl, an das ich mich stets erinnern werde. Ich spürte ein ganzes Spektrum von Emotionen, von Wut über Frustration zu Traurigkeit und Verzweiflung und dann zu Freude und Erkenntnis der unendlichen Wunder ringsum. Und dann empfand ich Hoffnung, Hoffnung auf eine viel bessere Welt. Schließlich empfand ich Liebe, denn dieses Buch, das Sie nun selbst *fühlen* werden, ist keine Geschichte über Wut und Rache. Das könnte man leicht denken angesichts dieser furchtbaren Erfahrung, denn es geht um den Vorfall in der Sandy-Hook-Grundschule, bei dem Scarletts kleiner Sohn Jesse einem sinnlosen Mord zum Opfer fiel. Dieses Buch ist vielmehr eine echte Liebesgeschichte, denn es gibt einem die Botschaft, dass Liebe niemals endet und dass es unser Schicksal als Mensch ist, diese Wahrheit selbst unter Umständen zu akzeptieren, die über unsere Fassungskraft weit hinausgehen.

Wenn etwas Tragisches geschieht, reagieren wir ganz menschlich darauf mit Wut und Zorn im Herzen, und wir versuchen, einen so schrecklichen Vorfall zu bewältigen, indem wir selbst etwas Schreckliches begehen. Aber unser Verstand sagt uns, dass wir das Unheil bloß vergrößern und vervielfachen, wenn wir mit Hass und Wahnsinn darauf reagieren. Die einzig richtige Reaktion auf so viel Leid ist, Licht zu erzeugen. Der heilige Franz von Assisi erinnert uns daran in seinem bekannten Gebet »Wo Dunkelheit herrscht, werde ich Licht bringen«.

Indem Scarlett dieses Buch schrieb und ihre Weisheiten über ihren Bodhisattva-Sohn Jesse mit uns teilt, fordert sie uns alle auf, unser Licht in die allgegenwärtige Dunkelheit auf dieser Welt zu bringen. Sie bittet uns, zu erkennen, dass reine Liebe der einzige Weg ist, und bestätigt, was Jesus uns lehrte: »Ich sage euch, liebet eure Feinde und betet für jene, die euch verfolgen.« Dies ist der einzige Heilweg gegen die Dunkelheit, die solche Gewalt erzeugt.

Scarlett Lewis war von unendlicher Dunkelheit umgeben. Sie vermittelt uns die tiefe, innere Wahrheit der Agonie, als sie ihren kleinen Jesse so jung verlor. Sie beschreibt ihre ganz persönliche Reise zurück ins Leben und lehrt uns damit, wie man selbst zum Instrument reiner Liebe wird.

Jesse Lewis ist bei uns. Er kommuniziert regelmäßig mit seiner Mutter, um sie auf dem Pfad der Liebe zu bestätigen. Er kam in Gestalt reiner Liebe zu Scarlett, und seine wenigen Jahre hier unter uns waren erfüllt von Lachen, Lebenskraft, Spaß, Freude, Dankbarkeit, ja, und von Liebe. Das war die letzte Botschaft, die der kleine Jesse an jenem Morgen in das Eis auf der Windschutzscheibe kratzte, ehe er seinen Platz bei Gott einnahm, an jenem Ort, der als Liebe definiert ist: »Gott ist Liebe. Wer in Liebe lebt, der lebt in Gott und Gott ist bei ihm« (Johannes 1, 4:16). Er hinterließ die folgenden Worte für Scarlett, die zum Motto dieses Buches wurden: *fürsorgliche, heilende Liebe*. Diese Worte verdeutlichen, wie dieser kleine Junge bis zu seinem letzten Atemzug sein Leben in Christus lebte. Er versuchte, sein Glück mit anderen zu teilen, er wollte froh sein und sich an den natürlichen Gaben erfreuen, die uns allen zur Verfügung stehen.

Jesses Leben ist ein wunderbares Beispiel für uns alle, und

Scarletts tapfere Beschreibung ist Jesses Geschenk an sie und uns alle, die versuchen, unseren Planeten und all seine Bewohner ein für alle Mal aus der Dunkelheit von Hass, Angst und Unmenschlichkeit zu erlösen. Die wichtigste Lektion in diesem Buch ist, dass Liebe niemals endet. Wie kann sie es auch? Liebe ist formlos, daher hat sie weder einen Anfang noch ein Ende. In jeder einzelnen Schöpfung unseres Herrn existiert etwas Unsterbliches. Liebe ist ewig. Liebe ist die Quelle unseres Daseins. Sie ist Geist. Jesse ist bei uns, genau in diesem Augenblick, in dem ich diese Worte niederschreibe und während Scarlett ihr verwandeltes Leben als Verkünderin göttlicher Liebe lebt. Denn ihr neuer Auftrag heißt, uns allen zu vermitteln, dass es möglich ist, wütende Gedanken in Liebe umzuwandeln, genau wie der heilige Franz von Assisi Gott in seinem Gebet anflehte: »Herr, mache mich zum Werkzeug deines Friedens. Wo Hass herrscht, lass mich Liebe säen.« Denn das ist unsere letztendliche Berufung. Das müssen wir lernen, wenn wir als Menschen überleben und gedeihen wollen. Es stellt auch unsere größte Herausforderung dar, nämlich unser Ego zurückzustellen und Mitgefühl und Liebe anzunehmen und auszustrahlen.

Der Dichter William Wordsworth erinnert uns ebenfalls daran: »Unsere Geburt ist bloß Schlaf und Vergessen … in der Kindheit sind wir vom Himmel umgeben.« Ein kleines Kind namens Jesse Lewis kam zu uns und zeigte uns, dass die Erde in Wirklichkeit einen Himmel darstellt. Er hinterließ seiner Mutter den Auftrag, zu leben und Liebe zu lehren selbst in den furchtbarsten Stunden. Jesse gibt seiner Mama die Anweisung, dass sie stets die Wahl hat, zu lieben. Er ist ständig bei ihr, auch in diesem Augenblick, und erfüllt sein eigenes *Dharma*, der Welt das Licht der Liebe zu bringen, damit die Menschheit erkennt, dass sie es in der Hand hat, einen wütenden Gedanken in ein Gefühl liebevoller Freundlichkeit zu verwandeln. Der Dalai Lama hat einmal gesagt, dass, wenn wir jedem Kind im Alter von acht Jahren beibringen würden, wie man meditiert, wir in einer einzigen Generation allen Hass und Gewalt abschaffen könnten, die unser Leben so schrecklich beeinträchtigen. Denn das ist die Macht der Liebe, die Macht von Jesses Botschaft.

Eine sehr wichtige Lektion in meinem eigenen Leben war, wie ich lernte, mein inneres Chaos aus Hass und Wut auf meinen Vater in eine innere Reaktion umzuwandeln, die eher mit Gott und göttlicher Liebe verbunden war. Ich begriff, dass mein Vater, der abscheulicherweise seine Familie verließ, mein wahrer Lehrer war und mir sehr dabei half, die mir vorbestimmte Arbeit anzunehmen. Durch ihn hatte ich die Gelegenheit, einen feindseligen Gedanken in Vergebung und Liebe umzuwandeln.

Verlust und Schmerz sind seltsame Begleiter auf einer Reise, wie Scarlett sicher weiß. Sie schreibt darüber heute aus einer Position der Wahrheit und der Leidenschaft. Sie hat die ewige Wahrheit erkannt und lehrt uns nun, dass Liebe immer die einzige Antwort darstellt, ganz egal wie groß und schwerwiegend das Problem auch sein mag. Das ist auch die Botschaft aller spirituellen Meister. Sie haben uns gelehrt, dass Erkenntnis allein einem keine Liebe bringt. Aber Liebe erzeugt Erkenntnis. Der metaphysische christliche Mystiker Johannes vom Kreuz schrieb im 16. Jahrhundert: »Wo keine Liebe herrscht, übe Liebe aus, und du wirst Liebe finden.« Das ist auch Jesses Anweisung an Scarlett und an uns alle. Und genau das habe ich gespürt, als mich beim Lesen dieses wunderbar aufrichtigen Buches Scarletts eindringlichen Worte wie magisch erfüllten.

Es war eine Ehre und ein Privileg für mich, in New York zusammen mit Scarlett auf der Bühne zu stehen, wo sie vom Publikum mit stehenden Ovationen gewürdigt wurde. Ihre Botschaft ist nämlich eine Reflexion von Jesses Leben. Sie ist auch, was ich in aller Bescheidenheit zu leben und zu lehren versuche: Hassgedanken können verändert werden. Wo keine Liebe herrscht, können wir Liebe ausüben. Und dann werden wir mit Sicherheit Liebe finden. Ich liebe dich, Jesse. Ich habe jedes einzelne Wort in diesem Buch verschlungen und ich spüre nun, wie dein Geist mich leitet, genau wie er deine tapfere Mutter leitet.

ICH BIN
Wayne Dyer

Vorwort

VON NICK ORTNER

Ich spürte im gleichen Moment, als ich Scarlett Lewis begegnete, dass sie irgendwie außergewöhnlich war. Ich wohnte damals in Newtown in Connecticut und hatte die letzten sechs Wochen mit meiner Kollegin Dr. Lori Leyden in Einzel- und Gruppensitzungen versucht, mit den Anwohnern zu arbeiten, die von dem schrecklichen Massaker in der Sandy-Hook-Grundschule betroffen waren. Wir versuchten, ihnen eine Technik namens EFT (Emotional Freedom Techniques, deutsch: Techniken der Emotionalen Freiheit) beizubringen, auch als *Energy Tapping* bekannt, mit der man tief sitzendes Trauma und den Stress nach Vorfällen wie diesem besser bewältigen kann.

Als Dr. Leyden und ich Scarletts Haus an einem regnerischen Dienstagabend im Januar betraten, wusste ich nicht, was ich zu erwarten hatte. Die Menschen, mit denen wir bisher gearbeitet hatten, waren zuftiefst traumatisiert, wie man es nach einem so tragischen Vorfall erwarten konnte. Man kann sich auch vorstellen, dass die Auswirkungen umso schmerzlicher waren, je enger jemand mit den Opfern verbunden war. Ich erkannte den tiefen Schmerz bei Scarlett, den bodenlosen Kummer, ihren geliebten kleinen Jesse verloren zu haben. Aber ich nahm auch etwas anderes wahr. Es war deutlich zu erkennen, dass ihr Schmerz nicht jenen Teil in ihr überwältigt hatte, der weiß, dass diese Welt nicht nur aus Äußerlichkeiten besteht. Dieser Teil in ihr war lebendig geblieben, und er flüsterte ihr Worte der Hoffnung, der Liebe, des Mitgefühls, der Vergebung und der Heilung zu – selbst in den dunkelsten Stunden ihrer Trauer.

Diese geflüsterten Worte waren der Anlass zu diesem Buch. Es ist dieser tiefere Teil in Scarlett, der dieses Buch schrieb, und es ist dieser Teil in Ihnen, zu dem dieses Buch spricht. Es eröffnet Ihnen den Blick auf die grundlegenderen Ebenen des Seins und hat das Potenzial, Ihr Leben zu verändern.

An jenem Abend, als ich Scarlett begegnete, erzählte sie mir viele der Geschichten, die Sie nun hier lesen können. Sie zeigte mir Bilder, die Tafel, die Zeichnungen und kleineren Objekte, die alle laut riefen: »Liebe endet niemals.« Beim Erzählen dieser Geschichten und Gedanken erkannte ich ihr Mitgefühl, ihre Liebe und ihre Vergebung, wie man sie in dieser Welt nur selten findet, insbesondere nach einem so schmerzlichen und tragischen Ereignis.

Seit jenem Abend hatte ich mehrfach Gelegenheit, Scarlett näher kennenzulernen, denn ich arbeitete weiter mit ihr an der Bewältigung des Traumas, an den Wunden des

Verlustes, den Anforderungen des veränderten Lebens, und während dieses Prozesses hatte ich das Privileg, ihre Heilung zu beobachten. Ich konnte miterleben, wie sie immer mehr vergab, wie sie immer mehr liebte und andere immer mehr inspirierte. Ich habe miterlebt, wie sie bei einer kleinen Versammlung mehr als fünfzig Menschen seelisch aufrichtete. Ich habe gesehen, wie Tausende vor ihr aufstanden und ihr applaudierten.

Ich glaube, Scarlett hat die Kraft dazu, weil sie aufrichtig glaubt, dass diese Welt mehr enthält, als mit dem bloßen Auge sichtbar ist. Die Flüsterstimmen von Liebe, Heilung, Mitgefühl und Vergebung sprechen lauter zu ihr. Dies zeigt sich auf den folgenden Seiten sehr deutlich. Versenken Sie sich in diese Geschichte voller Tragik, aber auch voller Hoffnng, voller Finsternis, aber auch voll Licht und lassen Sie dies in Ihre Seele einsinken. Lassen Sie so Ihre eigenen Wunden heilen und Sie sehen die Welt mit anderen Augen. Lassen Sie sich inspirieren, andere Menschen mehr zu umsorgen, zu heilen und zu lieben.

Lauschen Sie auf Jesses Botschaft und nehmen Sie sich zu Herzen: »Heilende Liebe endet niemals.«

Nick Ortner

EINFÜHRUNG

Mutig geboren

Jesse kam schon mit Mut und Kampfbereitschaft auf die Welt. Wenn er nicht ganz so tapfer gewesen wäre, würde ich vielleicht heute noch meinem geliebten kleinen Sechsjährigen ein Gutenmorgenlied singen. Wenn er nicht ganz so mutig gewesen wäre, könnte er bald die sieben Kerzen auf seiner nächsten Geburtstagstorte ausblasen.

Aber Jesse war nun einmal so – ein Erstklässler mit einem ständigen fröhlichen Lächeln im Gesicht, dem Gott das Herz eines Kämpfers geschenkt hatte. Er war bloß einen Meter zwanzig groß, aber es gab nur wenig, vor dem er Angst hatte. Nie zögerte er vor einer Herausforderung oder davor, das zu tun, was er für richtig hielt, ob er in den Sattel eines Pferdes kletterte, das hoch über ihm aufragte, oder ob er vortrat, um jemandem in Gefahr zu helfen. Jesse besaß eine alte Seele, und trotz seiner jungen Jahre schien er zu wissen, dass die Welt zu einem besseren Ort wird, wenn wir uns für die Liebe entscheiden.

Mir brach das Herz, aber ich war auch nicht überrascht, als mir die Polizisten nach der Untersuchung mitteilten, dass Jesse nach den ersten Gewehrsalven, die durch die Gänge seiner Grundschule Sandy Hook hallten, nicht davonrannte. Als Miss Soto, seine geliebte Klassenlehrerin, versuchte, die Kinder in der Toilette und in verschiedenen Ecken des Klassenzimmers zu verstecken, wich er ihr nicht von der Seite.

Jesse blieb bei seiner Lehrerin, auch als der bewaffnete Mann, ein geistig verwirrter Zwanzigjähriger, den Raum betrat und zu schießen begann. Niemand ist sicher, was sich in den folgenden Minuten genau zutrug, aber vermutlich streifte ein Splitter der Kugel, die Miss Soto tötete, Jesses Kopf, aber er wurde davon nicht ernsthaft verletzt.

Die überlebenden Kinder berichteten, dass Jesse selbst mit der Kopfwunde stehen blieb und sich dem Mörder stellte. Genau da handelte Jesse so, wie es meiner heutigen Erkenntnis nach sein Auftrag auf dieser Erde war: Er rettete Leben. Als die Waffe des Mannes versagte und das Schießen einen Moment lang aussetzte, entweder weil der Amokschütze die Waffe prüfte oder um nachzuladen, brüllte Jesse seinen Klassenkameraden zu, dies sei ihre Chance zu fliehen. Er schrie, sie sollten losrennen, so schnell sie nur konnten! Und sie gehorchten ihm. Sie hörten auf Jesse und rannten um ihr Leben. Neun völlig verschreckten Erstklässlern gelang es, aus dem Klassenzimmer in Sicherheit zu fliehen, während der Schütze mit seiner Waffe auf Jesse zielte. Dann traf er meinen Sohn in die Stirn und beendete, was er

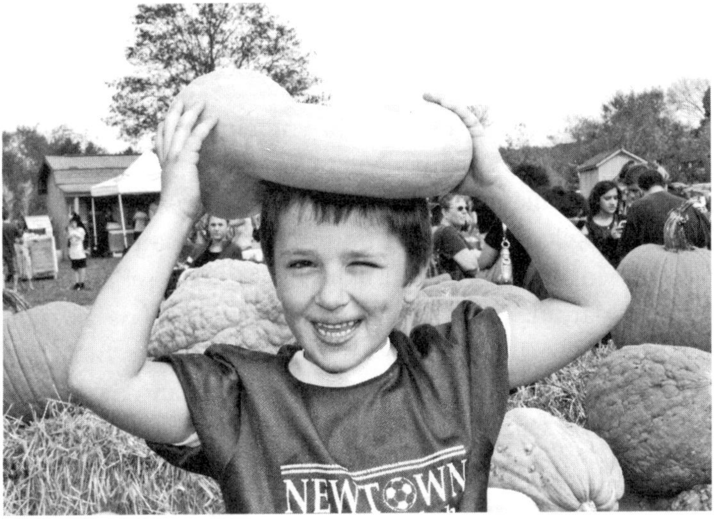

Jesse als Sieger beim Kürbiswettbewerb, Halloween 2012

für seinen Auftrag hielt: so viele unschuldige Menschen in dieser Schule zu töten, wie er nur konnte. Er brachte insgesamt 26 Menschen um, 20 Kinder und 6 Erwachsene. Die ersten Sanitäter am Tatort fanden Jesses leblosen Körper auf dem Boden neben dem von Miss Soto.

Diese hasserfüllte, gewaltsame Tat eines einzelnen Menschen am 14. Dezember 2012 schockierte die Welt. Das idyllische Dorf Sandy Hook stürzte an diesem Tag in tiefe Verzweiflung. Eltern und Angehörige der Familien, die Kinder und andere geliebte Menschen verloren hatten, versanken in endloser, grausamer Trauer, in lebenslangem Leid und Traurigkeit, die unüberwindbar schien. Einen solchen Schmerz zu überwinden und zu überleben schien damals völlig unmöglich.

Aber wir berichten hier nicht von einem Massaker, sondern bloß davon, wie meine Reise begann.

Es geht in dieser Geschichte darum, wie man das scheinbar Unmögliche aushalten und überleben kann, wie man wieder Mut findet, obwohl man glaubt, man sei am Ende. Es geht darum, Liebe statt Wut, Angst oder Hass zu wählen und dafür einzutreten – genau wie Jesse aufrecht stehen blieb und dies vertrat. Diese Entscheidung kann das einzelne Leben, ja selbst die Welt, in der wir leben, grundlegend verändern. Daher habe ich mich entschieden, dieses Buch zu schreiben und Ihnen die Botschaft zu bringen, die Jesse mir vermittelte: dass wir nämlich durch fürsorgliche, heilende Liebe unser Herz heilen und die Welt besser machen können.

Meine Geschichte berichtet von vielen traurigen Begebenheiten, aber es ist keine traurige Geschichte. Es ist eine Geschichte über Liebe. Es geht um meine Liebe zu meinen Söhnen, zu meiner Familie, meiner Gemeinde und zu Gott.

Bitte lassen Sie mich in den schwierigen Momenten nicht im Stich, denn nach den Tränen folgt schließlich die Reise einer Mutter zu Hoffnung, Heilung und ihrem Schicksalspfad – und selbst zu Wundern.

In den dunkelsten Stunden nach dieser Tragödie vermittelte mein Sohn Jesse mir Botschaften aus dem Himmel. Er ist jede Minute des Tages bei mir. Und auf diese Weise hat er mir eine alte, ewig währende Wahrheit neu geschenkt, die ich ihm schon als kleinem Kind beibrachte: dass Liebe nämlich dass Liebe niemals endet.

TEIL I

Leben, LIEBE UND TOD

KAPITEL EINS

Hier kommt Jesseee!

Jesse McCord Lewis kam auf die gleiche Weise in diese Welt, wie er jeden einzelnen Tag seines Lebens leben würde – als Naturgewalt.

Er wurde am 30. Juni 2006 geboren und wog sage und schreibe fast fünf Kilogramm. Sein Geschrei war ohrenbetäubend. Von der ersten Minute an hatte er es immer eilig, das Leben voll auszuleben. Bei meinem ersten Besuch auf der Säuglingsstation sah ich zu meiner Überraschung eine kleine Gruppe von Pflegerinnen um Jesses Bettchen versammelt, die ihn anlächelten, ihm zugurrten und ihn fotografierten. Offensichtlich hatte Jesse bereits am ersten Tag seines Lebens versucht, in seinem Babykorb zu krabbeln. »Das habe ich in all den Jahren auf der Wöchnerinnenstation noch nie erlebt«, sagte eine der Schwestern und schüttelte verblüfft den Kopf.

Auch als älteres Baby hatte Jesse es immer eilig und versäumte es nie, sich in Szene zu setzen. Warum sollte er langsam gehen, wenn er rennen konnte, und zwar mit aus-

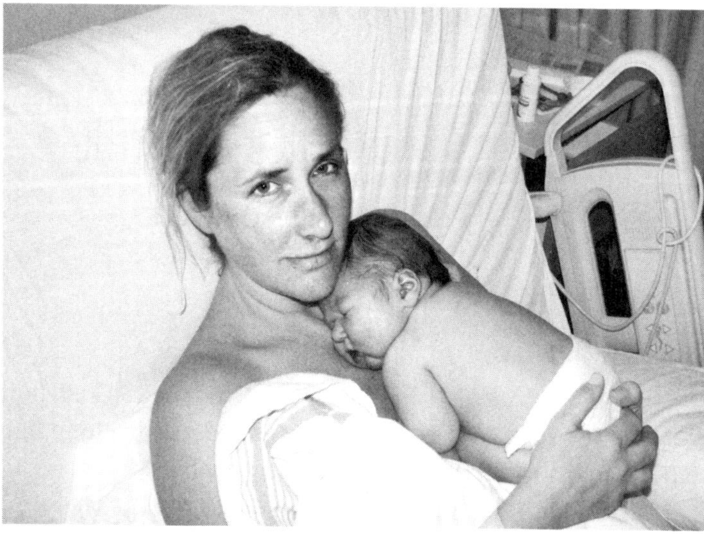

Der große Auftritt: mein süßer kleiner Bengel mit einem Geburtsgewicht von 5 kg – passend zu seiner Persönlichkeit

gebreiteten Armen und dem Schrei »Hier kommt Jesseee!«. Er hatte eine umwerfende Persönlichkeit und eine dazu passende Stimme. Wir hatten ihn nach seinem Großvater und Urgroßvater Jesse und McCord genannt. Mir gefielen die Namen, denn sie klangen kräftig und robust, wie ein Cowboy.

Manche Leute fanden Jesse zu laut und aktiv, aber ich glaube, besonders rückblickend, dass Jesse es stets so eilig hatte, weil er intuitiv wusste, dass er nur kurze Zeit auf diesem Planeten leben würde.

Ich selbst muss das auch gespürt haben. Als ich ihn am Tag seiner Geburt im Arm hielt, sprach ich das folgende Gebet:

Liebster Jesus, ich danke dir für den kleinen Jesse. Ich weiß, er ist ein Geschenk, und ich weiß auch, dass du ihn jederzeit von mir nehmen könntest. Aber bitte, lass ihn bei mir.

Ich weiß nicht, wo ich dieses Gebet herhatte und warum ich es sprach. Aber ich sagte es jeden Abend seines Lebens auf, wenn ich ihn zu Bett gebracht hatte. Ich ließ meine Hand unter sein Pyjama-Oberteil gleiten und legte sie auf sein Herz, um seinen Puls zu spüren. Dann sprach ich leise diese Worte. Rückblickend weiß ich, dass dieses Gebet nur eines der zahllosen Zeichen war, die Gott mir schickte, um mich auf das unaussprechlich schmerzliche Ereignis später vorzubereiten.

Damals wusste ich das nicht, aber ich hatte mich schon jahrelang auf dieses Ereignis vorbereitet. Noch ehe Jesse geboren wurde, hatte ich eine Geschichte über eine Mutter und ein Kind geschrieben und veröffentlicht, die sich trennen müssen. Ich schrieb *Rose's Foal*, ein Kinderbuch, nach den Vorfällen am 11. September 2001, als mein anderer Sohn, mein einziges anderes Kind J.T. (John Theodore), erst ein Jahr alt war. Ich wollte damals eine Geschichte voller Hoffnung und Schönheit für J.T. schreiben, wenn er älter wäre. Ich wollte nicht, dass seine Fantasie von der Gewalt und dem Hass erfüllt sein würde, die unser Leben so stark beeinträchtigten. Wir waren damals gerade auf eine kleine Farm in Connecticut gezogen, wo wir heute noch leben, und ich ließ mich von unserer tagtäglichen Umgebung dazu anregen. Pferde hatte ich schon immer geliebt, und ich war seit meiner Kindheit Reiterin. Wir hielten mehrere Pferde auf unserer Farm. Am Tag vor den September-Anschlägen bekam Rose ein Hengstfohlen.

In den folgenden Monaten setzte ich J.T. oft in seinen kleinen roten Sportwagen und schob ihn hinaus zum Stall, wo ich Fotos von Rose und ihrem Fohlen aufnahm. Später schrieb ich eine einfache Geschichte über eine Pferdemutter, die ihrem kleinen Fohlen beibringt, wie man liebt, wie man mutig ist und wie man Verlust erträgt. Die Stute erklärt, dass Mütter und Kinder manchmal getrennt werden und »eines Tages vielleicht nicht mehr auf der gleichen Farm leben«. Aber selbst wenn sie einander nie wiedersehen, würden sie im Herzen immer zusammengehören.

»Alle Mütter und Kinder sind durch ein besonderes Band im Herzen auf immer miteinander verbunden, egal wie fern sie in Zeit und Raum auch sein mögen«, versichert die Stute ihrem kleinen Hengst. »Denn Liebe endet niemals.«

J.T. mochte das Buch sehr, und Jahre später fand auch Jesse großes Gefallen daran – immer wieder bat er mich, es ihm vorzulesen.

Aber ich erkenne heute noch etwas anderes, was Teil meiner unbewussten Reise war, mich auf dieses traurige Ereignis vorzubereiten. Es war mein Streben, zur bestmöglichen Mutter und zu einem guten Menschen zu werden.

Wie viele Menschen entwickelte ich beim Heranwachsen eine Menge Ängste und Zweifel, die mich bis ins Erwachsenenalter begleiteten. Ich traf im Leben oft Entscheidungen, die von Angst und Sorge bestimmt waren – Angst vor der Zukunft und Sorge, das zu verlieren, was ich besaß. Dieses Denkmuster hielt mich in einem emotionalen Wirbelsturm gefangen, der mich unter anderem in Beziehungen trieb, die für mich sehr nachteilig waren. Obwohl ich die Scheidung meiner Eltern als Teenager sehr schlimm fand, endete auch ich als alleinerziehende Mutter.

Ich hatte im Leben schon viel mitgemacht, aber zum Zeitpunkt von Jesses Geburt war ich entschlossen, alles zu ändern, damit ich ein gutes Rollenvorbild für meine Kinder werden und ich mich selbst als besserer Mensch fühlen konnte. Meine spirituelle Entwicklung begann damit, dass ich meinen traditionellen Glauben erweitete. Ich war in der episkopalischen Kirche aufgewachsen, daher behielt ich das tägliche Beten und Bibellesen bei. Aber als ich mich entschloss, mich zu ändern, öffnete ich mich auch neuen Ideen und Ansätzen – etwa wie ich mich selbst heilen und die Welt so betrachten konnte, wie man es in meiner Heimatstadt Fayetteville in Arkansas wohl mit Misstrauen betrachtet hätte.

Ich umgab mich mit neuen Mentoren, lernte neue Ideen kennen und las Bücher, die meinen Horizont erweiterten. Ein Buch inspirierte mich ganz besonders und führte mich einen großen Schritt weiter: Louise L. Hays *Gesundheit für Körper und Seele* machte mich mit der Kraft des positiven

Denkens vertraut. Es war der Beginn einer lebenslangen Erkundung anderer inspirierender Bücher – etwa von Wayne Dyer, Deepak Chopra oder Eckhart Tolle. Meine Besessenheit mit inspirierender Literatur machte mich oft zur Zielscheibe von gut gemeintem Spott meiner Söhne.

»Oh, Mom, wir können das nicht mehr hören!«, rief J.T. einmal und verdrehte die Augen, als ich ihnen etwas über positive Affirmationen oder die Kraft der Gedanken erzählen wollte – oder was auch immer ich zu dem Zeitpunkt studierte.

»Yeah, Mom«, ließ sich auch Jesse vernehmen. »Es ist deine Entscheidung! *Deine Entscheidung, deine Entscheidung* … ! Wir haben das längst begriffen!«

Sie spotteten und lachten über meine Interessen, aber sie zogen auch aus allem, was ich lernte, erheblichen Nutzen. Ich war dankbar für die guten Dinge in meinem Leben und gelobte, niemals eine Gelegenheit zu versäumen, meine Söhne zu umarmen und ihnen zu versichern, dass ich sie liebte.

Ich kann mich noch an das erste Mal erinnern, als ich diesen Vorsatz in die Tat umsetzte: Eines Abends ging ich an Jesses Bettchen vorbei, um ein Telefonat zu erledigen. Als ich einen Blick auf seine rosige glatte Wange warf, spielten sich die folgenden Gedanken in meinem Kopf ab: *Oh, was für ein süßes Kind. Aber jetzt muss ich jemanden anrufen … ich küsse ihn später. Warte, nein. Verpass den Moment nicht. Jeder Augenblick ist kostbar. Man weiß nie, wann man wieder Gelegenheit bekommt, diese rosige kleine Wange zu küssen.*

Ich verschob den Anruf daher um wenige Minuten und küsste Jesse auf die Wange. Von dem Moment an nutzte ich jede Chance, meine Söhne meiner Liebe und Zuneigung zu versichern. Gott sei Dank!

In den folgenden sechs Jahren wuchs Jesse zu einer entzückenden Kombination aus Mamas Liebling, der nie genug schmusen konnte, und einem furchtlosen, lebhaften kleinen Jungen heran. Wie oft raste er die Treppe herab und fuhr durch die Küche wie ein Komet, nur um nach draußen zu gelangen und Fußball zu spielen. Er rannte durch Pfützen und Schlamm, schwang sich auf Baumäste, jagte den Hunden hinterher oder sprang vom höchsten Heuballenstapel. Er liebte Vögel und lieh sich alle möglichen Bücher aus der Bibliothek über Vogelkunde aus. Er besaß ein gelbes Fernglas, das er bei seinen Streifzügen über die Farm immer bei sich trug, und versuchte, so viele verschiedene Vogelarten wie möglich zu identifizieren. Immer wenn er in mein Atelier im ersten Stock kam, um zu malen, wo ich selbst an Porträts der Jungen arbeitete, witzelten wir, dass ich seine Assistentin werden und ihm stets die Pinsel säubern würde.

Abends saß er gerne in seinem Schaumbad, umgeben von Dutzenden von Gummienten der unterschiedlichsten Gattungen: Es gab Cowboy-Enten, Matrosen-Enten, mexikanische Enten und Soldaten-Enten. Er reihte sie am Wannenrand auf und sprach mit ihnen so liebevoll, als seien sie lebendig. Doch dann wechselte er unvermittelt in ein Kriegsspiel mit seinen Spielzeugsoldaten über, die er »Armeemänner« nannte. Soldaten und Enten waren überall im

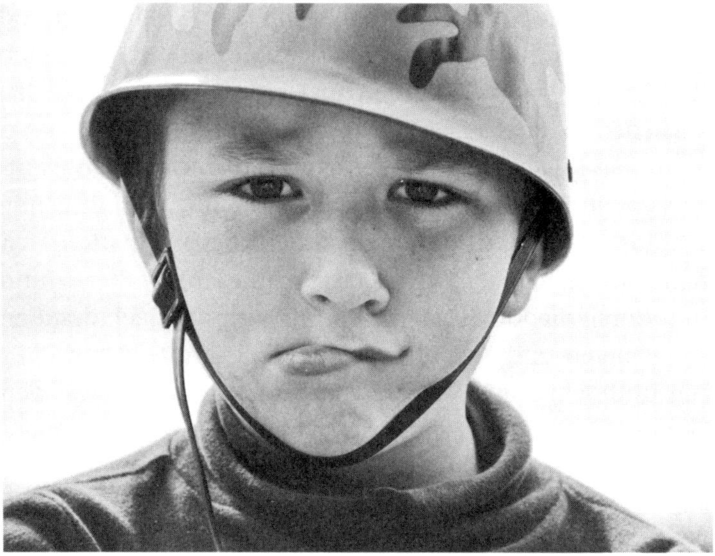

Der Friedensstifter: Jesse mit seinem Armeehelm bei der Hauspatrouille

Haus und auf dem Hof zu finden – ein Gegensatz, der Jesses Persönlichkeit wunderbar ausdrückte.

Sanft, wie er war, waren seine Soldaten eher vom Typ UN-Friedenstruppe und keine aggressiven Krieger. So war Jesse eben. Gott hatte ihm einen Geist gegeben, der auf Schutz bedacht war. Liebend gerne ging er auf »Patrouille« über die Farm. Dazu setzte er seinen grünen Sturzhelm auf und zog selbst an den heißesten Sommertagen die schweren Schneestiefel mit dem Tarnmuster an, denn sie waren für ihn wie Kampfstiefel. Dann steckte er eine Wasserpistole in den Bund seiner Shorts und marschierte los. Zuerst schritt er die Umgrenzung unseres Hofes ab, dann postierte er sich am Eingangstor, wo er dann bis zum Sonnenuntergang Wache hielt. Ich sah ihm dabei oft vom Küchenfenster aus zu und wusste, wie froh es ihn machte, das Haus zu bewachen und uns zu beschützen.

Aber ich glaube, meine besten Zeiten mit Jesse waren morgens.

Ich weckte ihn immer mit einem Lied:

Ein Engel stand heut Morgen in meinem Raum.
Er suchte Ruhe und um sich zu schaun
und sagte: Ich habe Hunger, gib mir Kuchen.
Und ich gab ihn ihm, ohne ihn selbst zu versuchen.

Dann verzogen sich seine Mundwinkel noch im Schlaf zu einem Lächeln. Ich küsste ihn und begann ihn zu kitzeln. Einen Moment später war er wach und sofort bereit, zu toben. »Ich krieg dich schon!«, drohte er mir und schnappte nach mir.

Anschließend wälzten wir uns auf dem Bett und kitzelten und umarmten einander, bis einer von uns um Gnade bat oder wir uns fertig machen mussten. Meine Lieblingserinnerung an einen solchen Morgen war im letzten Herbst, als wir länger als gewohnt herumgetobt hatten.

»Okay, Jesse. Schluss jetzt. Ich muss zur Arbeit ...«

Mein Kopf lag in seinem Schoß. Da begann er, meine Stirn und mein Haar zu streicheln.

»Mama … Mama … Mama …«, flüsterte er immer wieder.

Ich sah zu ihm hoch und dachte: *Wenn ich jetzt nicht gehe, komme ich zu spät zur Arbeit. Aber dieser Augenblick ist zu kostbar, er ist perfekt. Ich will nirgendwo anders sein. Ich will, dass er nie zu Ende geht.*

An jenem Tag kam ich zu spät zur Arbeit.

KAPITEL ZWEI

Der 14. Dezember

Mein letzter Morgen mit Jesse begann wie so viele andere. Ich weckte ihn mit einem Lied, kitzelte ihn, bis er kicherte, und wir tobten miteinander, bis die Zeit uns auseinandertrieb. Neil, Jesses Vater, würde ihn heute abholen, um ihn zur Schule zu bringen. Jesse sollte die Nacht bei Neil verbringen, und ich würde ihn erst am nächsten Nachmittag wiedersehen, wenn Neil und ich beide in die Schule kommen sollten, um beim Backen von Knusperhäuschen zu helfen.

Es war ein wunderbar strahlender, sonniger Morgen, aber so kalt, dass mein Auto wie alles andere im Hof von einer Raureifschicht überzogen war. Ich half Jesse in seinen dicken Mantel und die Handschuhe, ehe wir nach draußen gingen. Jesse ging zum Auto, während ich mit Neil die letzten Einzelheiten besprach, wo und wann wir uns am nächsten Tag in der Schule treffen würden. Seit unserer Trennung war unsere Bziehung oft angespannt, aber wir gaben uns alle Mühe, Jesses wegen miteinander auszukommen.

Als ich mich umdrehte, um mich von Jesse zu verabschieden, sah ich ihn neben dem Auto stehen, ein breites Grinsen auf dem Gesicht. Er hatte mir in den Raureif am Fenster der Beifahrerseite eine Botschaft gekratzt: *Ich liebe dich.* Ringsherum hatte er kleine Herzen in das Eis geritzt. Jetzt stand er da und lächelte mich stolz an.

»Warte, Jesse, geh nicht weg!«, rief ich und rannte ins Haus, um meine Kamera zu holen. Ich würde mal wieder zu spät zur Arbeit kommen, aber das musste ich unbedingt fotografieren! Das habe ich auch geschafft: den grinsenden Jesse in der strahlenden Wintersonne neben dem Liebesgedicht, das zum Abschiedsbrief für seine Mutter werden würde.

Ich küsste ihn auf die Wange und prüfte noch seinen Sicherheitsgurt, ehe Neil mit ihm losfuhr.

Am nächsten Tag wurde ich wie immer beim ersten Tageslicht wach und sprach mein Morgengebet, noch ehe ich die Augen geöffnet hatte: »Danke für meine Söhne, Herr, und für unsere Farm und dass wir gesund sind. Danke für unsere Familie und Freunde ... und dass wir alle zusammen sein können.«

Als ich aufstand, fiel mir auf, wie still es im Haus war. Wenn Jesse nicht da war, war alles immer deutlich ruhiger. Er hatte eine so raumgreifende Persönlichkeit und war so laut, dass man wie mit einem Trommler lebte, der niemals Pause macht. Einer meiner Lieblingsspitznamen für ihn war daher auch »Bingo-Bango-Bongo-Trommler«, ein anderer war »Süßer Engel« – denn das war er für mich.

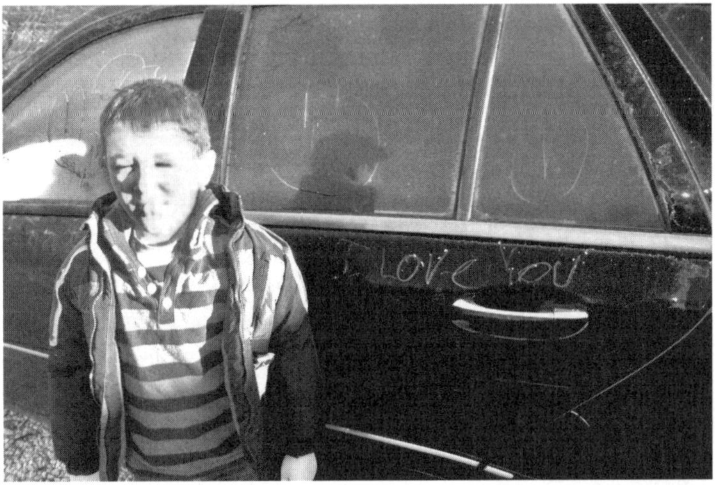

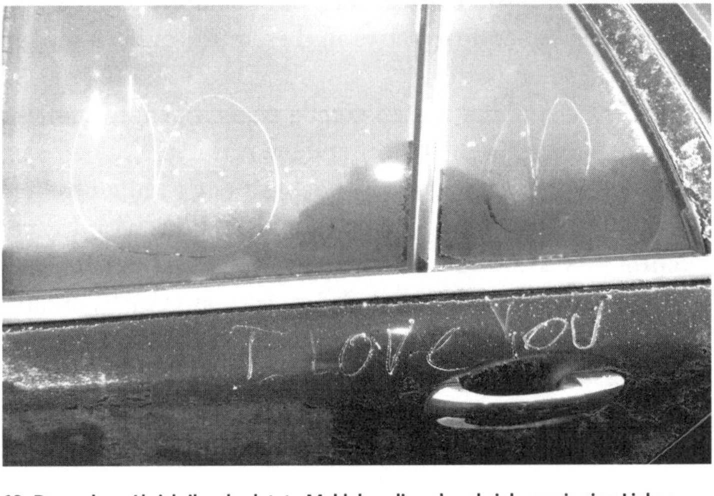

13. Dezember: Als ich ihn das letzte Mal lebendig sah, schrieb er mir eine Liebeserklärung ans Auto.

Wir gingen unserer ganz normalen Morgenroutine nach, J.T. und ich, und ich wartete mit ihm um halb acht auf den Schulbus. Anschließend fütterte ich die Pferde, die Hühner und die Hunde. Danach setzte ich mich mit einem Becher Kaffee an den Küchentisch und betrachtete ein Geschenk, das ich kürzlich von einem Freund bekommen hatte.

Es war eine Kette mit einem ungewöhnlichen silbernen Kreuz aus zweifarbigem Glas mit grünen, blauen und goldenen Sprenkeln. Jesses Lieblingsfarbe war »Türkens«, wie er Türkis nannte. Das Kreuz war etwas zu groß und auffällig für mein konservatives Bürokostüm, daher trug ich bei der Arbeit immer nur das schlichte Silberkreuz, das meiner Großmutter gehört hatte. Aber je länger ich das Geschenk betrachtete, umso besser gefiel es mir, schon wegen seiner besonderen Bedeutung, die es in diesem Augenblick meines Lebens für mich hatte.

Jesse, J.T. und ich hatten gerade angefangen, regelmäßig gemeinsam zur Kirche zu gehen. Die Anregung hierzu kam mir an einem Samstagabend nach einem Familientreffen, bei dem die Jungen ungewöhnlich unartig, frech und streitsüchtig gewesen waren. Wir hatten die Gesellschaft daher früh verlassen, und als sie sich im Auto auf der Heimfahrt weiterhin so aufführten, erkannte ich, dass sich etwas ändern musste.

»Wisst ihr was, Jungs«, hatte ich gesagt, »die Dinge stehen nicht so gut, und wir brauchen etwas anderes.« Dabei beobachtete ich sie im Rückspiegel. »Und wisst ihr, was das ist? Wir brauchen Gott. Morgen früh gehen wir in die Kirche.«

Ich war als Kind ziemlich regelmäßig zur Kirche gegangen, aber später war das immer seltener geworden, obwohl mein Glaube sehr tief war. Ich hatte meinen Söhnen das Gebot der Liebe beigebracht – dass man andere immer so behandeln sollte, wie man selbst behandelt werden möchte. An vielen Abenden hatten wir gemeinsam Geschichten aus der Bibel gelesen, besonders die Evangelien, in denen es um praktische Liebe, Glauben, Wohltätigkeit, Freundlichkeit, Mitgefühl und Vergebung geht. Beten gehörte bei uns zum täglichen Leben, doch als die Jungen älter wurden, fand ich, dass etwas in unserem spirituellen Leben fehlte.

Am nächsten Morgen saßen wir daher in der Evangelischen Freikirche Beacon Hill, die meine Nachbarin und Freundin Roberta mir empfohlen hatte. Die Jungs murrten anfangs ein wenig, aber schon bald freuten sie sich auf den Kirchgang. Ich weiß noch, wie aufgeregt Jesse war, als er in der Sonntagsschule einen Film über das Leben Jesu gesehen hatte. »Er hat sein Leben gegeben, um alle anderen zu retten?«, hatte er ungläubig gefragt. Er hörte und las auch gerne die Geschichten vom jungen König David und dessen Kampf gegen den waffenstarrenden Riesen Goliath.

»Mom ... David war doch viel kleiner und hatte nur eine Schleuder, aber trotzdem konnte er den Riesen besiegen und sein Volk retten. Er war nämlich cleverer und glaubte fest daran!«, meinte Jesse ganz aufgeregt. Ich musste lächeln und fragte mich, ob Jesse sich wohl selbst als tapferen jungen David sah, wenn er mal wieder seine »Armeestiefel« anzog und den Helm aufsetzte, um unsere Einfahrt zu bewachen.

All das ging mir durch den Kopf, als ich damals in der Küche saß und mein schönes neues Kreuz betrachtete. *Ja, dachte ich. Ich bin nicht sicher, warum, aber heute ist es so weit.* Ich legte die Kette mit dem Kreuz an und ging zur Arbeit.

Während ich ins Büro fuhr, brachte Neil Jesse in die Sandy-Hook-Grundschule. Neil und ich hatten zwar verabredet, uns später an diesem Tag in Jesses Klasse zu treffen, aber Jesse machte sich Gedanken, was später geschehen würde. Er war sicher, dass dies nicht klappen würde, und war ungewöhnlich pessimistisch.

»Keine Sorge, Jess, Mama und ich werden kommen«, sagte Neil.

»Nein«, antwortete Jesse. »Das wird nichts.«

Neil war überrascht von dieser Reaktion. So redete Jesse sonst nie. »Natürlich wird das etwas, Jess. Wir haben doch alles verabredet.«

»Nein«, wiederholte Jesse kopfschüttelnd. »Das wird nichts, Dad.«

Bei der Schule angekommen, parkte Neil den Wagen und brachte Jesse in die Eingangshalle, wo sie sich wie immer zum Abschied umarmten.

»Dad?«, fragte Jesse, als sie sich voneinander lösten, und legte die Hände auf Neils Schultern. »Ich will, dass du weißt … dass alles in Ordnung ist. Und dass ich dich und Mom sehr liebe.«

Dann drehte Jesse sich um und ging den Gang hinab zu seinem Klassenzimmer.

Während Jesse sich von seinem Vater verabschiedete, kam ich gerade in meinem Büro bei einer Softwarefirma an, wo ich seit etwa einem Jahr als Assistentin des Managers arbeitete. Im gesamten Büro war ich als eine Frohnatur bekannt, deren Arbeitsplatz von Zetteln mit positiven inspirierenden Botschaften gespickt war. Ich hatte etwa eine Stunde lang am Schreibtisch gesessen, als meine Kollegin Tina in einer SMS anfragte, ob ich von der Schießerei in einer Schule in Newtown gehört hätte?

Die Nachricht überraschte mich, aber ich blieb ruhig. Selbst wenn das stimmte, bedeutete das noch lange nicht, dass von allen Schulen in Newtown ausgerechnet Jesses oder J.T.s betroffen sein würde. Ich beantwortete gerade die SMS, als mein Telefon klingelte.

»Scarlett?« Das war meine Freundin und Nachbarin Diane. Sie klang sehr ernst. »Hast du gehört, dass in Jesses Schule eine Lehrerin erschossen wurde?«

Eine Sekunde später klingelten, piepten oder vibrierten sämtliche elektronischen Geräte auf meinem Schreibtisch, die eine Flut von Anrufen, Mails und SMS von Freunden, Kollegen und Angehörigen ankündigten. Alle fragten, was los sei, oder vermittelten Informationen, die sie selbst mitbekommen hatten. Ich konnte es kaum fassen, aber es schien in der Tat, als habe es in einer Schule eine Schießerei gegeben, und ja, es war Sandy Hook!

Jesses Schule!

Ich holte tief Luft und zwang mich, ruhig zu bleiben. In der Stadt hatte schon einmal zuvor das Gerücht von einem

Schulmassaker die Runde gemacht. Vielleicht war es eine weitere Fehlinformation.

Dann rief mich Neil sehr besorgt an.

»Es kann eigentlich nichts wirklich Schlimmes passiert sein, Neil. Wir reden hier von Sandy Hook! Was kann da schon passieren? Jesse ist bestimmt in Ordnung. Dem kann einfach nichts passieren. *Niemals*! *Das ist einfach nicht* möglich!«

Neil fuhr los, um Jesse bei der Feuerwache in Sandy Hook abzuholen, dem offiziellen Treffpunkt für Eltern und Schüler. Ich beschloss, ebenfalls dorthin zu fahren, falls Jesse Trost brauchte. Eine Viertelstunde nach der ersten Message von Tina saß ich im Auto und fuhr zur Feuerwache. Unterwegs stoppte ich kurz bei der Farm, schnappte das Silberkreuz meiner Großmutter vom Tisch, hing es mir um und sprang wieder ins Auto.

Die Grundschule von Sandy Hook liegt in einem kleinen Wäldchen am Ende einer etwa anderthalb Kilometer langen Straße, die von der Dorfhauptstraße abzweigt. Dieser Weg endet beim Parkplatz der Schule. Das Sträßchen ist von Bäumen gesäumt. Die Feuerwache befindet sich an der Hauptstraße etwa anderthalb Kilometer von der Schule entfernt, aber sobald ich den Ort erreichte, wimmelten die Straßen von Krankenwagen, Polizeiwagen, TV-Aufnahmewagen und den Fahrzeugen der Eltern, sodass ich mehrere Straßenzüge entfernt parken musste.

Ich stieg aus und wiederholte ständig mein Mantra, das mir seit dem Büro durch den Kopf ging: *Jesse ist okay. Jesse ist okay. Jesse ist okay.* Doch die Strecke zur Feuerwache legte ich rennend zurück.

Dort herrschte allgemeine Verwirrung. Hunderte von angsterfüllten Eltern riefen die Namen ihrer Kinder, und verstörte, verwirrte Kinder riefen nach ihren Eltern. Neil war noch nicht da. Ich betrat das Gebäude allein, wurde aber sofort von einem Beamten aufgehalten.

»Wenn Sie Ihr Kind noch nicht gefunden haben, gehen Sie bitte dort nach hinten.«

Ich versank in einem Meer aus Lärm und Verwirrung, in einer Flut von Kindern auf der Suche nach ihren Eltern. Ich suchte fortwährend nach Jesses Gesicht. Als ich ihn nirgends finden konnte, versuchte ich, Klassenkameraden ausfindig zu machen, aber auch diese ließen sich nicht finden. Wie erstarrt blieb ich in der Mitte der Feuerwehrhalle stehen und sah zu, wie ein, zwei, dann Dutzende von Kindern mit ihren erleichterten Müttern und Vätern vereint wurden, die ihre Söhne und Töchter an sich rissen, um sie immer wieder zu küssen und zu flüstern: »O Gott!«

Solche Wiedersehensszenen ereigneten sich immer häufiger, und allmählich verstreute sich die Menschenmenge. Es gab immer noch keine Spur von Jesse, daher sprach ich Beamte an, die nicht so einschüchternd wirkten. »Ich kann meinen Sohn nicht finden. Er heißt Jesse«, sagte ich zu mindestens einem halben Dutzend Menschen. Alle gaben mir die gleiche Antwort: »Warten Sie dort drüben, Madam. Wir haben alle Eltern, die ihre Kinder nicht finden können, gebeten, im hinteren Raum zu warten.«

Ich öffnete die Tür zu diesem Raum. Dort warteten keine Kinder, aber zahlreiche sehr besorgt wirkende Eltern, die panisch auf Nachricht warteten, wo sie ihre Kinder finden konnten. *Zum Teufel, Jesse ist bestimmt irgendwo da draußen und braucht mich,* dachte ich. Ich ging zurück in die Halle und sah einen Polizeibeamten, den ich Jahre zuvor kennengelernt hatte, als ich in J.T.s erster Klasse eine Rede gehalten hatte. Ihn bat ich nun um Hilfe.

Ich dachte, vermutlich hat er keine Ahnung, wer ich bin, aber er sagte: »Klar kenne ich dich, Scarlett.« Welche Erleichterung! Vielleicht konnte er mir helfen. Aber er wurde von anderen Eltern umringt, die ihn alle das Gleiche fragten, und allen gab er die gleiche ruhige Antwort: »Sicher ist alles in Ordnung. Warten Sie bitte in dem Raum drüben und meiden Sie die Medien draußen.«

Da klopfte mir eine Frau, die ich von der Eltern-Lehrer-Vereinigung an Jesses Schule kannte, auf die Schulter. Sie hatte gerade meine Unterhaltung mit dem Beamten gehört und deutete auf ein hübsches gelbes Haus auf der anderen Straßenseite. »Scarlett, ich bin nicht ganz sicher«, sagte sie, »aber ich glaube, Jesse und ein paar andere sind aus der Schule in dieses Haus gerannt.«

O Gott, danke!

Wenige Minuten später klopfte ich an die Tür des gelben Hauses, aber der grauhaarige ältere Mann, der die Tür öffnete, sagte leise, der Schulbusfahrer sei »nach dem Vorfall« mit sechs Kindern in sein Haus gerannt, aber ein Polizist habe alle bereits abgeholt.

»Ich glaube, der Beamte hat sie zu dem Tagesheim auf der anderen Seite der Feuerwache gebracht – versuchen Sie es doch dort.«

O Gott, danke!

Als ich die Straße hinabrannte, rief Neil an. Ich sagte ihm, er solle in dem Tagesheim nachsehen, während ich zurück zur Feuerwache rannte. Aber vorher beschloss ich, auf direktem Weg zur Schule zu gehen. Vielleicht wartete Jesse dort auf mich. Militär in Kampfanzügen patrouillierte die waldgesäumte Straße, und man hielt mich schon nach zwanzig Metern auf. Es wurden alle ferngehalten, die sich der Schule nähern wollten. Ringsum herrschten Lärm und Getriebe, und als ich hochblickte, sah ich mehrere Polizeihubschrauber kreisen. Dann fuhren mehrere Jeeps und Humvees mit Soldaten vorbei, die mit Maschinengewehren und Handgranaten ausgerüstet waren. Sie wurden von den Wachen vorbeigewinkt. Ich dachte, wie aufgeregt Jesse sein würde, echte Soldaten zu sehen, fragte mich aber auch, warum ein so starkes militärisches Aufgebot hier nötig war.

Jesse ist okay, Jesse ist okay, wiederholte ich immer wieder und fragte mehrere Wachen, ob sie meinen Jungen gesehen hätten. Doch von allen, die ich ansprach, erhielt ich die gleiche Antwort: »Nein.« »Ich weiß es nicht.« Oder: »Eltern, die ihre Kinder suchen, sollen in der Feuerwache warten und nicht mit den Medien sprechen, Madam.«

Neil schickte mir eine SMS: »Er ist nicht im Tagesheim. Was tun?«

Was konnten wir tun? Ich schrieb eine SMS zurück, ich würde weiterhin in der Feuerwache warten. Inzwischen waren meine Mutter Maureen, ihr Mann Bob und meine Freundin Diane angekommen. Zwei meiner Brüder, die in der Nähe wohnten, waren ebenfalls unterwegs. Als J.T. mir eine SMS schickte, ob er zu uns kommen könne, antwortete ich ihm: *Ja, ich will, dass wir alle zusammen warten. Wenn wir Jesse finden, können wir gemeinsam nach Hause gehen, als Familie.*

Die Atmosphäre in der Feuerwache wurde immer angespannter. Hunderte von Kindern waren bereits wieder mit ihren Eltern vereint und nach Hause gegangen, und wir Zurückgebliebenen wurden immer ängstlicher und frustrierter und verlangten deutlich nach Antworten. Ein Beamter ging von einer Guppe zur anderen und versuchte, uns alle zu beruhigen.

»Wir durchsuchen die Schule immer wieder«, sagte er. »Einige Kinder haben sich in den Toiletten und Wandschränken versteckt. Wir suchen jeden Winkel des Gebäudes ab, um alle zu finden. Sie wissen vielleicht nicht, dass sie in Sicherheit sind, und haben zu viel Angst, um sich zu zeigen. Einige Kinder können auch aus der Schule gerannt sein und verstecken sich im Wald. Unsere Suchtrupps durchkämmen die ganze Gegend.«

Natürlich! Jesse ist so clever und erfinderisch, dass er sich irgendwo versteckt, wo niemand ihn suchen würde. Er versteckt sich sicher irgendwo da draußen, und zwar so geschickt, dass ihn noch keiner gefunden hat!

Dann bat mich der Beamte um eine Beschreibung von Jesse und von der Kleidung, die er an diesem Tag trug, sowie um ein neueres Foto von ihm. Ich gab die Einzelheiten an und suchte in meinem Handy nach einem Foto. Ein anderer Beamter kam und trug Jesse in eine Liste von Kindern ein, die noch nicht gefunden worden waren.

Am frühen Nachmittag hatten wir immer noch keinerlei offizielle Information, was eigentlich in der Schule passiert war oder ob irgendwelche Kinder verletzt worden waren. Die Eltern tauschten unbestätigte Nachrichten und Gerüchte aus, etwa dass ein zweiter Amokschütze sich noch auf freiem Fuß befand, worauf weitere Panik ausbrach. Wir wussten einfach nicht, was wir denken sollten, was passiert war, wo unsere Kinder waren und was als Nächstes geschehen würde.

Dann bestellte jemand Pizzas, die bald darauf angeliefert wurden, aber ich kann mich nicht erinnern, dass irgendjemand etwas gegessen hätte. Ich selbst bekam sicherlich keinen Bissen herunter. Zu dem Zeitpunkt konnte ich nur im Kreis meiner Familie warten. J.T. war inzwischen bei uns, und ich hielt ihn so eng umschlungen, wie ich nur konnte, und wiederholte immer wieder die gleichen Worte – dass mit Jesse alles in Ordnung sein würde.

Ich war stark. Ich hatte Hoffnung. Ich musste einfach stark bleiben: zumindest ein Teil in mir, jener Teil, der abstritt, was geschehen war, seit ich Tinas SMS erhalten hatte, der Teil, der nicht einmal in Erwägung ziehen würde, dass Jesse jemals etwas Böses geschehen könnte. Doch ein anderer Teil in mir wusste bereits, dass Jesse von uns gegangen war. Ich kann mich nicht im Geringsten daran erinnern, aber meine Freundin Pam und ein paar andere Freunde haben mir später versichert, dass ich auf ihre SMS an diesem Nachmittag, in denen sie sich fortwährend nach Jesse erkundigten, die Antwort gegeben hätte, dass Jesse bei Jesus sei. Tief in mir wusste ich, genau wie in dem Moment, als Jesse zur Welt kam und ich zum ersten Mal noch im Krankenhaus mein Gebet für ihn sprach, dass Gott das kostbare Geschenk, das er mir gegeben hatte, wieder zu sich genommen hatte.

Und dann begannen die Schreie.

Ein Elternpaar auf der anderen Seite des Raumes stieß einen Schrei aus, der mir das Herz zerriss. Er drückte einen Verlust aus, den Worte nicht beschreiben können. Menschliche Laute der Verzweiflung hallten durch den Raum. J.T. zuckte zusammen, als sei er geschlagen worden. Ich stand daher auf und brachte ihn nach draußen auf die Rückseite der Feuerwache. Dort hatte Neil sich auch bisher aufgehalten, um mit den Beamten zu sprechen und um zu versuchen, neue Informationen zu erlangen. Er kam zu uns herüber und nahm mich beiseite.

»Scarlett, an genau diesem Tag vor fünf Jahren ist meine Mutter gestorben. Jesse hat mich letzte Woche noch danach gefragt. Er sorgte sich, ob er sie erkennen würde, wenn er nach seinem Tod in den Himmel käme. Ich sagte ihm, dass ich vor ihm in den Himmel kommen würde und dass ich ihn dann suchen und meiner Mutter vorstellen würde. Scarlett, wenn Jesse tot sein sollte, was hat das alles zu bedeuten?«

Dass Jesse tot sein könnte, war das Letzte, worüber ich reden wollte. Ich wollte diese Möglichkeit nicht einmal in Betracht ziehen, aber ich erkannte auch, dass Neil meine Unterstützung und meinen Trost brauchte.

»Das bedeutet vermutlich ... dass er für dich ein Geschenk war, Neil ... eine Botschaft von deiner Mutter, dass sie ihn im Himmel begrüßen wird.«

Hinter uns zerriss ein weiterer Schrei die Luft. Ich konnte es nicht ertragen und konzentrierte mich voll und ganz auf J.T. Ich wollte ihn so weit wie möglich von diesem Trauma fernhalten, um ihn zu schützen. Aber die meisten meiner Angehörigen, die in der Nähe wohnten, waren inzwischen zur Feuerwache gekommen, um bei uns zu sein: meine Mutter, Bob und meine Brüder Trent und Jordan und deren Frauen. Mein anderer Bruder Coulter und seine Frau waren unterwegs von Boston und mein Vater und seine Frau Beth von Arkansas.

»Bitte, bitte, lasst uns gehen«, sagte ich. »Ich will Frieden. Was immer hier geschieht, ich will Ruhe um uns haben.«

Wir gingen auf den Parkplatz, mussten uns aber immer weiter entfernen, wenn wieder ein Beamter mit ernster Miene auf eine weitere Familie mit einer Nachricht zutrat, die einen solchen Ausbruch an Trauer bewirkte, dass es kaum zu ertragen war. Man konnte es nicht ignorieren. Aber gleich welchen Abstand wir zwischen uns und der Feuerwache schafften, die Wahrheit schlich sich immer näher. Ich prüfte mein Herz und begann die Möglichkeit zu akzeptieren, dass unser Jesse von uns genommen worden war. Ich sagte mir, falls – und es war bloß eine Möglichkeit – falls etwas Schlimmes passiert war, *falls* uns Jesse wirklich genommen worden war, dann war er gegangen, während er eine mutige Tat beging, etwas Gutes, etwas Tapferes.

Ich dachte: *Jesse kam schon mutig auf die Welt, so ist er nun einmal. Wenn er nicht zu mir zurückkommt, dann hat er vermutlich Miss Soto oder seine Freunde beschützen wollen. So ist er nämlich. Ich spüre das. Wenn er nicht zurückkommt, dann ist genau das passiert.*

Jemand brachte Klappstühle, damit wir uns setzen konnten, und wir ließen uns, emotional und körperlich völlig erschöpft, darauf nieder. Ich saß J.T. gegenüber und rückte meinen Stuhl so dicht zu ihm, bis sich unsere Knie berührten. Dann nahm ich sein Gesicht zwischen meine Hände.

»J.T., auch wenn das Schlimmste hier passiert ist und wir Jesse verloren haben, dann wissen wir aber genau, wo er ist, und wissen auch, dass es ihm dort gut geht. Alles wird gut.«

»Nein, Mom, nein ... wie kannst du das sagen? Nichts wird wieder gut sein ...«

»Doch, es wird alles gut. Wenn Jesse gestorben ist, dann ist er jetzt bei Jesus im Himmel, und da ist es schöner, als wir uns es jemals vorstellen können. Selbst wenn er heute in der Schule schwer verletzt wurde, leidet er nun keine Schmerzen mehr. Er ist perfekt und gesund und glücklich, weil er im Himmel ist.«

J.T. schüttelte den Kopf. Tränen liefen ihm über die Wangen.

»Nein, nein, nein, nichts wird wieder gut. Das ist alles ganz furchtbar, und es wird nie wieder besser werden.«

»Doch, das wird es, J.T. Es wird uns allen wieder besser gehen.«

Ich wiederholte dies ebenso wie vorher das Mantra, dass mit Jesse alles in Ordnung sein würde. Ich umklammerte mit einer Hand das Kreuz meiner Großmutter und schöpfte aus meinem Glauben Kraft – ich wusste, dass meine Worte wahr waren. Die Familie bildete nun einen Kreis mit den Stühlen, damit wir alle einander ansehen konnten. Dann saßen wir stumm da und warteten. Eine Stunde verging, vielleicht auch zwei.

Am Spätnachmittag kam ein älterer Arzt über den Parkplatz in unsere Richtung. Nun waren wir an der Reihe. Der Arzt ging direkt auf mich zu und ließ sich neben meinem Stuhl auf ein Knie fallen.

»Diese Worte sind niemals leicht auszusprechen. Ihr Sohn ist tot.«

Ich starrte ihn stumm an. Sprechen konnte ich nicht. In dem Augenblick konnte ich auch nichts fühlen. Ich war wie gelähmt. Ich konnte auch nicht weinen. Erst als J.T. zu schluchzen begann, konnte ich ihn in die Arme nehmen und so fest wie möglich an mich drücken.

»J.T., ich verspreche es dir. Es wird trotzdem alles wieder gut.«

Wir umarmten einander und hielten einander eng umfangen.

Kurze Zeit darauf kamen mein Bruder Coulter und seine Frau Kirsty bei der Feuerwache an, und meine Mutter ging auf den Parkplatz, um sie zu begrüßen. Ich wusste genau, in welchem Moment sie ihnen mitteilte, dass Jesse tot war, denn Coulter krümmte sich.

Dann sah ich Neil auf dem Parkplatz, ganz allein. Er weinte. Ich küsste J.T. und ging zu ihm. Unsere Beziehung war schwierig gewesen, aber er war Jesses Vater, und wir hatten beide unseren geliebten Sohn verloren. Ohne ein Wort sahen wir einander an und umarmten einander. Dann ging ich zurück zu meiner Familie.

Ich wollte nicht an das Geschehene denken. Ich wollte auch nicht an morgen denken oder wie ich mich fühlen würde, wenn ich ohne Jesse im Haus aufwachte. Ich wollte nicht daran denken, dass dies nun für den Rest meines Lebens so sein würde.

Ich wollte in dem Augenblick weder denken noch etwas fühlen, ich wollte bloß die starken Arme meiner Familie um mich spüren, damit ich nicht zusammenbrach. Beim Überqueren des Parkplatzes überflog ich diese Szene und nahm alles in mich auf – die schluchzenden Familien, die bewaffneten Soldaten, die starken Scheinwerfer der Medien, die alles beleuchteten.

»Lasst uns nach Hause gehen«, sagte ich, als ich zu unserem kleinen Kreis zurückkam. »Hier gibt es nichts mehr für uns zu tun.«

KAPITEL DREI

Licht in der Dunkelheit

Am nächsten Morgen wurde ich noch vor der Dämmerung wach und streckte instinktiv die Hand aus, um Jesses Kopf zu streicheln, falls er sich in der Nacht wieder zu mir ins Bett geschlichen hatte, um die ersten Worte meines Morgengebets zu flüstern, mit denen ich Gott für all seine Gaben dankte. Wenige Sekunden später erkannte ich, dass ich nicht zu Hause war, sondern im Haus meiner Mutter, und dass Jesse nicht neben mir lag. Das Gebet erstarb mir auf den Lippen.

Die Wirklichkeit traf mich wie ein Schlag in den Magen. Mein Inneres verknotete sich so schmerzhaft, dass ich unwillkürlich die Knie hochriss und mich wie ein Fötus zusammenrollte. Meine Hand fuhr zum Mund, damit ich mich nicht übergab. Ein paar verzweifelte Sekunden lang klammerten sich meine Gedanken an Hoffnung: *Ich habe seinen Leichnam nicht gesehen, niemand hat uns gezeigt, wo er ist ... der Arzt hat sich geirrt, sie haben einen Fehler gemacht ... sie wissen ja nicht, wie gescheit Jesse ist ... er hält sich sicher-*

lich noch im Wald versteckt ... er ist immer noch ... Aber mein Inneres wusste die Wahrheit. Die intensiven Schmerzen in meinem Bauch blieben – es war ein Schmerz, der auf immer bleiben würde. *Nein, nein, nein, nein, nein, bitte, Gott, bitte ...*

Dann ließ die Wirkung der Schlaftablette nach, dir mir irgendjemand am Abend zuvor gegeben hatte, und der Nebel in meinem Kopf lichtete sich. Der vorige Tag stand mir wieder deutlich vor Augen – die Schreie der anderen Eltern, die vier letzten Worte des Arztes, die mich nun wie ein Axthieb trafen: *Ihr Sohn ist tot.*

Als wir schließlich die Feuerwache verließen, konnten J.T. und ich uns nicht durchringen, nach Hause zu gehen. Die Farm würde sich ohne Jesse wie ein Mausoleum anfühlen, und ich wusste nicht, ob ich jemals wieder den Mut aufbringen würde, nach Hause zu gehen.

Meine Familie brachte mich zum Haus meiner Mutter in Newtown, wo J.T. und ich weiterhin eng umschlungen blieben, während die anderen sich mit den Vorgängen befassten, die schon vor unserer Ankunft dort begonnen hatten: FBI-Beamte tauchten auf, es gab Fragen von der Polizei, ununterbrochene Anrufe von Freunden und Angehörigen ... und dazu die Medien. Reporter baten uns um Interviews und Fotos von Jesse. Jemand meinte, man müsse sofort einen Nachruf verfassen, und fragte, ob ich ihn schreiben würde. Aber das konnte ich nicht. Es war alles zu viel für mich, daher nahm ich die Schlaftablette und warf mich ins Bett.

Aber am nächsten Morgen wusste ich, dass ich die Einzige war, die den Nachruf auf Jesse schreiben *konnte.* Ich wollte, dass alle Welt Jesse durch die liebevollen Augen seiner Mama sah. Als ich da im Dunkeln im Bett lag, mein Inneres immer noch verkrampft und verknotet, stellte ich mir vor, den Namen meines geliebten Sohns neben die Worte zu setzen: *... der uns plötzlich am 14. Dezember 2012 genommen wurde.* Das würde es offiziell bestätigen. Jesse war tot. Ich dachte auch daran, dass ich ohne ihn nicht weiterleben wollte. Alles würde viel einfacher sein, wenn ich selbst ebenfalls sterben würde. Dann öffnete ich die Augen und flüsterte: »Oh, Jesse, mein süßer, geliebter Sohn ... du darfst nicht tot sein!«

Da flackerte plötzlich die Lampe auf meinem Nachttisch auf.

»Jesse?«

Wieder flackerte die Glühbirne in einem raschen, stetigen Stakkato.

Seit dem Beginn meiner spirituellen Reise wenige Jahre zuvor hatte ich mehrfach über den Glauben gelesen, dass Lampen, die nach dem Tod eines geliebten Menschen flackern, deren Botschaften aus dem Himmel übermitteln. Ich hatte diesen Berichten damals keine besondere Aufmerksamkeit geschenkt und auch nicht viel darüber nachgedacht – bis jetzt. Sobald die Lampe zu flackern begann, war ich jenseits aller Zweifel sicher, dass Jesse sich mit mir in Verbindung setzte.

Mein Magen entspannte sich langsam, und ich spürte, wie mich eine wohlige Wärme überströmte – mein Sohn

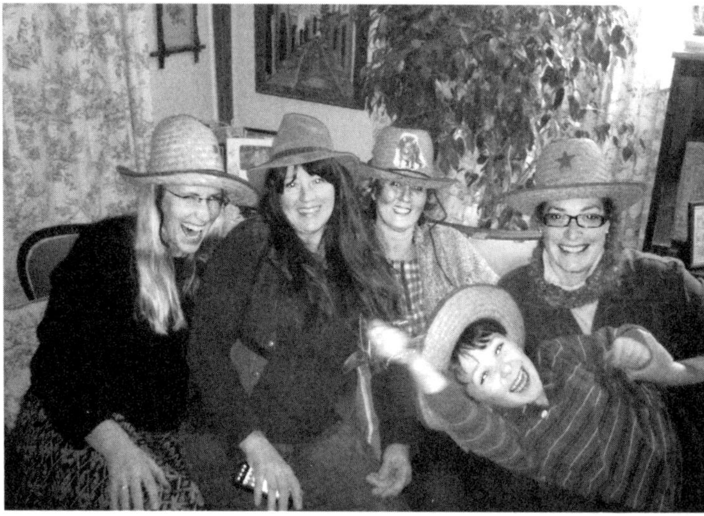

Jesse bei unserem Girlie-Abend mit Ashly, Pam und Jen, die mir auch nach seinem Tod beistanden

ließ mich wissen, dass er immer noch bei mir war. Dann sagte ich laut: »Oh, danke, Jesse! Ich weiß, dass du hier bist!«

Diese ersten fünf Minuten nach dem Erwachen am 15. Dezember setzten ein Muster fest, das in den kommenden Monaten meinen Morgen (und meinen Tag) bestimmen würde. Ich wachte in seliger Unwissenheit über meinen Verlust auf. Darauf folgte der unvermittelte schmerzhafte Krampf der Erinnerung. Ich spürte blinde Verzweiflung, wenn mein Leugnen der Wahrheit von der Realität korrigiert wurde, und dann gewann ich einen leisen Trost daraus, dass Jesse ja versuchen würde, mit mir zu kommunizieren.

Aber in den ersten paar Monaten war aller Trost, den ich fand, nur sehr flüchtig. An jenem ersten Morgen verschwand er innerhalb weniger Minuten. Als ich mein Handy nach Nachrichten durchsah, fand ich eine SMS von Neil. Die *New York Post* hatte auf der Titelseite eine Lobrede über Jesse veröffentlicht. Ich ging ins Internet, doch als ich die gedruckte Seite auf meinem kleinen Bildschirm vor mir sah, überwältigte mich Entsetzen: Die Schlagzeile lautete: *Mindestens 27 Personen, darunter 20 Kinder erschossen ...*

Da erfuhr ich zum ersten Mal vom Ausmaß dieser Tragödie, die Zahl der unschuldigen Leben, die einfach ausgelöscht worden waren, und wie viele andere Familien nun genauso gebrochen waren und litten wie ich. Das war so überwältigend für mich, dass ich es kaum ertragen konnte. Von dem Moment an mied ich alle Nachrichten über die Tragödie – ich erlebte sie ja jede Minute und brauchte keine neuen Informationen rund um die Uhr. Ich schaltete mein Handy ab, vergrub mein Gesicht in den Händen und schluchzte.

Was ich brauchte, war Trost, keinen weiteren Schmerz. Gott sei gedankt für meine Freunde und meine Familie.

Im weiteren Verlauf des Tages trafen meine Freundinnen aus allen Teilen des Landes im Haus meiner Mutter ein. Sie blieben ein paar Tage, manche auch mehrere Wochen. Sie bildeten ein Netzwerk von geliebten Menschen, die dafür sorgten, dass ich niemals allein war, wenn mein Kummer am schlimmsten war, und dass ich in den folgenden Wochen niemals ohne jemanden in meiner Nähe aufwachte.

An jenem Abend kamen meine lieben Nachbarn Roberta und Chan (die mir die Beacon-Hill-Kirche empfohlen hatten) mit Pastor Rich vorbei. Begleitet wurden sie von Greg, dem Pastor für die Jugendlichen, um mit J.T. zu sprechen. Wir beteten gemeinsam, dass Jesus Jesse und all die anderen Kinder mit offenen Armen begrüßen würde. Dann teilte mir Pastor Rich mit, dass der nächste Sonntagsgottesdienst Jesse geweiht sein würde.

Bei diesem Gottesdienst wussten alle meine Freunde liebevolle Worte über Jesse zu sagen. Anschließend erhob ich mich, um zu sprechen, war mir aber nicht sicher, ob ich nur ein einziges Wort herausbringen konnte oder was ich überhaupt sagen würde. Doch als ich an jenem Tag vor der Gemeinde stand, kamen mir die Worte einfach in den Sinn. Das war das erste Mal, dass ich öffentlich über meine Vorahnung hinsichtlich Jesse sprach: »Ich weiß, dass Jesse im Himmel ist«, sagte ich, »und dass es ihm gut geht und er gesund ist. Es ist sehr schwer für mich, aber ich kann es ertragen. Ich wusste, dass Jesse mir früh genommen werden würde.«

Ich erklärte, dass ich seit Jesses Geburt gespürt hatte, dass er nicht lange bei uns sein würde – dass Gott ihn brauchte und ihn früh zu sich rufen würde. »Sein Licht war zu hell für diese Welt.« Ich beschrieb mein Gebet für Jesse und wie der Herr in den letzten Wochen auch auf andere Weise gewirkt hatte, um mich und Jesse auf diesen Übergang vorzubereiten – auch indem wir begonnen hatten, genau diese Kirche zu besuchen.

»Ich weiß, dass Jesse immer bei mir ist. Und ich habe keine Angst mehr vor dem Tod, denn Liebe endet niemals.«

Ich hatte wirklich keine Angst mehr vor dem Tod – es war das Leben, das für mich zur Herausforderung werden würde.

Ich fühlte mich, als habe man mich gegen meinen Willen auf dem Vordersitz der weltgrößten Achterbahn angeschnallt, die so steil nach unten raste, als wollte sie sich in die Erde rammen, wo ich dann umkommen würde. Aber die Fahrten nach oben waren ebenso schlimm, denn schon während des langsamen Aufstiegs ... tick, tick, tick ... gab es kein Entrinnen vor dem unvermeidlichen erneuten Absturz.

Eine größere Herausforderung stellte sich mir noch an diesem Nachmittag, als ich den anderen Eltern begegnen sollte, die ebenfalls ihre Kinder bei dem Massaker verloren hatten. Man hatte uns zu einem Treffen mit Präsident Obama eingeladen, der nach Sandy Hook gekommen war, um uns sein Beileid auszusprechen. Mir dämmerte allmählich, dass meine Trauer nicht privat sein würde – die ganze Welt sah uns zu.

Der Präsident sollte in der örtlichen Highschool eine Rede über die Tragödie halten. Seine Worte wurden in die ganze Welt ausgestrahlt. Ein Bundespolizist, Rob Maurice, begleitete meine Familie zur Schule – jeder Familie war ein solcher Bundespolizist zugeteilt worden, der uns beistehen sollte, den Ansturm aus internationalen Medien und Neugierigen zu bewältigen, die alle nach Sandy Hook geströmt waren.

Ich hielt J.T.s Hand fest umklammert, während Rob uns und so viele Angehörige und Freunde, wie wir mitbringen wollten (bei mir war das etwa ein Dutzend), in einen Raum nahe der Aula der Newtown High School begleitete. Dort sollten wir mit den anderen Familien warten, um einzeln mit dem Präsidenten zu sprechen.

Wenige Minuten später betrat Obama den Raum. Meine Familie war republikanisch, und ich hatte diese Überzeugung stets geteilt. Aber als der Präsident nun eintrat und meiner Familie mit echtem Mitgefühl und Schmerz im Blick begegnete, spielte die Politik keine Rolle mehr.

»Wer ist die Mutter?«, fragte er, als er auf unsere Gruppe zutrat.

»Ich bin die Mama«, antwortete ich.

Darauf umarmte er mich innig. Wir waren die letzte Familie, die er an diesem Tag kennenlernte, und vermutlich war er erschöpft. Doch er hielt sich eine Weile bei uns auf. Ehe er sich verabschiedete, fragte er, ob wir ein Foto von meinem Sohn hätten. Ich zeigte ihm ein Foto auf meinem Handy von Jesse in seinem Fußballtrikot.

»Ich möchte, dass Sie wissen«, sagte ich noch zu dem Präsidenten, »dass mein Sohn starb, indem er aktiv und mutig versuchte, seinen Freunden das Leben zu retten.« Die Ermittlungsbeamten hatten uns bereits einige Informationen mitgeteilt. Sie hatten gesagt, soweit sie es bislang beurteilen könnten, habe Jesse dabei mitgeholfen, seine Klassenkameraden in Sicherheit zu bringen. Das hatte ich instinktiv schon beim Warten in der Feuerwache gewusst.

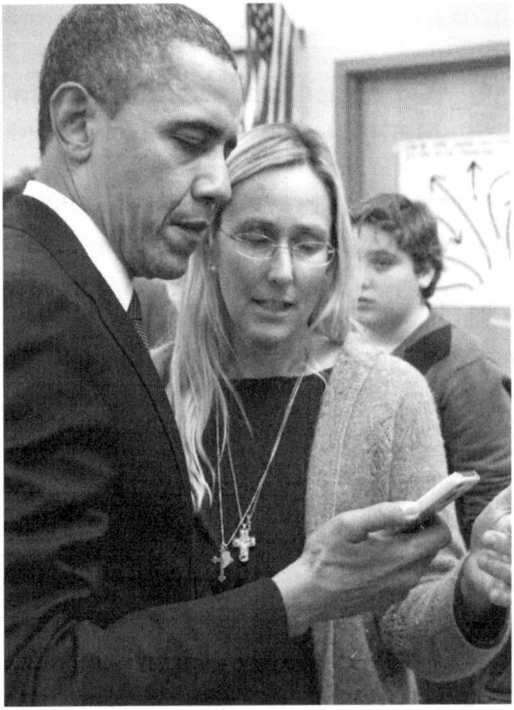

Präsident Obama, der auf einem Foto Jesses Tapferkeit erkannte

Präsident Obama nahm mir das Handy aus der Hand und betrachtete das Foto ein paar Minuten lang, ehe er mich ansah und sagte: »Ich kann auf diesem Bild erkennen, dass sein Mut niemanden überrascht hat. Seine Tapferkeit ist auf diesem Foto deutlich zu erkennen.«

»Ja, Sir, da haben Sie recht«, sagte ich. »Überrascht hat es mich nicht.«

Ehe der Präsident sich verabschiedete, schüttelte er J.T. die Hand und umarmte ihn und auch meine Mutter. Ich schätze es sehr, wie herzlich und liebevoll er mir mitteilte, was er in Jesse sah – nicht wie irgendein Politiker zu einem Opfer, sondern freundlich und ehrlich von Eltern zu Eltern.

Auf dem Gang zur Aula für die Ansprache des Präsidenten begannen die Lampen an der Decke wild zu flackern. »Mom, Jesse ist hier«, sagte J.T. Ich drückte seine Hand. Wir hatten über die flackernden Lichter gesprochen, dass geliebte Menschen so mit uns aus dem Himmel kommunizieren können, und ich war froh, dass wir beide nun auf diese Zeichen achteten.

Bei der Rede des Präsidenten schloss ich die Augen und sah Jesse so lebendig vor mir wie beim letzten Mal: Er posierte vor meinem Auto neben der Botschaft, die er gerade in den Raureif auf der Scheibe gekratzt hatte: *Ich liebe dich*.

»Ich bin hier, um Ihnen die Zuwendung und die Gebete einer ganzen Nation zu bringen«, sagte Präsident Obama. »Mir ist klar, dass bloße Worte die Tiefe Ihres Schmerzes nicht berühren können, noch können sie Ihre gebrochenen Herzen heilen.«

Auf den Rest der Rede konnte ich mich nicht konzentrieren, denn ich vergrub mein Gesicht an J.T.s Schulter und schluchzte. Ich habe aber später die Abschrift gelesen und war am meisten von den folgenden Sätzen berührt: »Können wir ehrlich behaupten, dass wir genug tun, um unsere Kinder in Sicherheit großzuziehen – alle Kinder? Können wir als Nation behaupten, dass wir ihnen gemeinsam klarmachen, dass sie geliebt werden und dass wir ihnen beibringen, ebenfalls zu lieben ...? Ich habe in den vergangenen Tagen oft darüber nachgedacht, und wenn wir ganz aufrichtig zu uns selbst sind, dann lautet die Antwort *Nein*. Wir tun nicht genug. Und wir müssen das ändern.«

Ohne dass wir beide es wussten, hatten die Worte des Präsidenten einen Samen der Heilung in mein Herz gepflanzt. Er hatte recht. Wir taten nicht genug und wir mussten das ändern. Aber bald schon erkannte ich, dass es Jesse war, der mir zeigte, was verändert werden musste und was wir zu tun hatten.

KAPITEL VIER

Heilige Trauer

Der Schmerz, den ich jeden Morgen beim Aufwachen empfand und den ganzen Tag spürte, war so überwältigend, dass mein Arzt dazu riet, Medikamente gegen Depression und Angst einzunehmen. Das hatte ich früher, in meinen Zwanzigern, schon einmal probiert, als ich an Angststörungen litt, doch die Medikamente waren mir damals einfach nicht bekommen. Ich wollte nicht betäubt werden, besonders jetzt nicht, ganz egal, wie stark der Schmerz war. Ich wollte diese Erfahrung in vollem Bewusstsein verarbeiten und auch voll und ganz für J.T. da sein, wenn er mich am meisten brauchte. Ich nahm Schlaftabletten, weil ich wusste, dass ich ohne Schlaf nicht funktionsfähig sein würde. Außerdem musste ich meine Kraft und Energie bewahren. Aber das waren die einzigen Drogen, die ich einnahm.

Statt eine Pille zu nehmen, zwang ich mich daher jeden Morgen aus dem Bett und schleppte mich in der Hoffnung in die Küche, dass der einfache Akt, einen Kaffee zu kochen, mir ein Gefühl von Routine geben würde. Meine normalen Morgengewohnheiten waren mit Jesse gestorben, und nun brauchte ich neue, um meine Gedanken zu bändigen, damit meine Fantasie nicht ununterbrochen die entsetzlichen Bilder darüber produzierte, was in dem Klassenzimmer an jenem Tag passiert war. Diese Bilder blitzten in meinem Hirn auf, sobald ich erwachte. Ich machte mir einen Kaffee, aber ich konnte ihn nicht trinken. Ich konnte kaum Nahrung bei mir behalten. Das Einzige, was meinen Magen zu beruhigen schien, war der Champagner, den ich schlückchenweise trank, wenn meine Familie Abend für Abend auf Jesses Leben anstieß.

Doch sosehr ich auch versuchte, zu schlafen und mich bei Kräften zu halten, ich war restlos erschöpft und wollte mich nur noch auf dem Sofa meiner Mutter zusammenrollen, ohne mich zu bewegen oder mit irgendjemandem zu reden. So hatte ich vermutlich Dr. Lauras Anrufe gemieden.

Dr. Laura Asher war mir ebenso wie der Bundespolizist Rob Maurice von der Behörde in der wenig beneidenswerten Rolle einer Trauerberaterin zugeteilt worden. Aber ich wollte keine Beratung oder Therapie, ich wollte, dass man mich in Ruhe ließ. Eine fremde Person, die mich auffordern würde, alles auszusprechen und meine Gefühle zu beschreiben, war wirklich das Letzte, was ich brauchte. Laura hatte Nachrichten auf dem Anrufbeantworter hinterlassen und SMS geschickt, aber ich hatte auf nichts reagiert.

Aber, Gott sei gedankt, Dr. Laura gab nicht auf. Schließlich spürte sie mich im Haus meiner Mutter auf. Begleitet von ihrem eigenen Bundespolizisten zur Unterstützung, stand sie plötzlich vor der Tür. Gleichzeitig erschien völlig unangemeldet eine Sozialarbeiterin, um mir zu helfen. Ich bat die Sozialarbeiterin, sich neben mich auf das Sofa zu setzen, während ich mich für eine qualvolle Therapiestunde zusammenriss. Aber meine erste Stunde der Trauerberatung mit Dr. Laura stellte sich ganz anders heraus, als ich es erwartet hatte. Sie half mir auf eine Weise, mit der ich niemals gerechnet hätte.

Dr. Laura hatte eine sanfte, herzliche Art, sodass ich mich in ihrer Gegenwart sofort wohlfühlte. Sie war eine schöne Frau und strahlte eine tiefe spirituelle Energie aus. Abgesehen von ihrer Rolle als Trauerberaterin war sie, wie ich später erfuhr, Allgemeinärztin,Traumatherapeutin, Philosophin, Lehrerin und unabhängige Predigerin.

»Ich habe für Sie gebetet«, sagte Dr. Laura leise. Dann forderte sie mich auf, Schuhe und Socken abzustreifen.

»Und während ich betete, spürte ich die starke Präsenz von Jesus' Mutter«, fuhr sie fort. Dann sagte Dr. Laura, sie habe an jenem Morgen einen lebhaften Traum von der Heiligen Mutter gehabt, die ihr von mir erzählt habe.

»Mutter Maria will Ihnen sagen, dass auch sie um Jesse trauert – sie weint mit Ihnen und sie weint um Sie.«

Das schien mir eine seltsame Bemerkung für eine Ärztin im Staatsdienst, aber Laura war so aufrichtig und freundlich, dass ich ihr unmittelbar vollkommenes Vertrauen schenkte. Dann sagte sie etwas sehr Verblüffendes:

»Mutter Maria hat mich hierhergeschickt, damit ich Ihnen die Füße wasche.«

Dr. Laura bat die Sozialarbeiterin und meine Mutter, eine große Schüssel mit warmem Wasser zu füllen, dem sie einen Spritzer Lavendel- und Olivenöl zufügte, ehe sie sie auf den Boden vor mich stellte. Dann kniete sie nieder und begann langsam, meine Füße in dem warmen, wohltuenden Wasser zu waschen. Während sie das Öl einmassierte, sprach sie über das Ritual von Fußbädern und dass es seit Tausenden von Jahren als Akt der Reinigung und Klärung vollzogen würde. Es sei eine Zeremonie, die der leidenden Seele hilft, extremen emotionalen Schmerz zu ertragen, um Frieden zu finden und zu heilen.

»Trauer ist ein heiliger Akt«, sagte sie. »Wir müssen dies respektieren und so behandeln.«

An einem Punkt während dieser Zeremonie bat Laura meine Mutter, ihr etwas ganz besonders Kostbares zu bringen. Meine Mutter ging nach oben und kehrte mit einer polierten, dreisträngigen Halskette mit riesengroßen Türkisen zurück. Sie trug die Inschrift: »Wenn die Tage am dunkelsten scheinen und kein Licht herrscht, dann denke daran, dass dieser schöne himmelblaue Stein aus dem Dunkeln stammt.«

Ich schloss die Augen und dachte an die ersten Worte, die Dr. Laura gesagt hatte: *Mutter Maria weint mit Ihnen und sie weint um Sie*. Dann erinnerte ich mich daran, wie in der Bibel Maria den kleinen Jesus in den Tempel trägt, wo er gesegnet werden soll, und sie bekam die Prophezeiung, dass ihr Neugeborenes früh sterben werde, und egal welche Schmerzen er leiden würde, sie würde sie genau so erleiden. Dann dachte ich daran, wie Mutter Maria unter dem Kreuz kniet und den Körper ihres unschuldigen Sohns in den Armen hält, einen jungen Mann, der sein eigenes Leben gab, um andere zu retten. Da überkam mich unvermittelt eine große Liebe zu Maria wie auch ein Gefühl von Nähe und Verwandtschaft, das bis zum heutigen Tag andauert.

Als ich die Augen öffnete, sah ich, dass Dr. Laura ihr Tuch von den Schultern genommen hatte und damit meine Füße trocknete, während die Sozialarbeiterin tröstende Bibelverse vorlas, die Dr. Laura ausgewählt hatte. Einige Verse beschrieben, wie Jesus' Füße gewaschen wurden, andere, wie Jesus die Füße anderer wusch.

Inzwischen hatte sich mindestens ein Dutzend Freunde und Angehörige leise im Raum versammelt. Alle waren von dem machtvollen, liebevollen Ritual aufs Tiefste bewegt. Dr. Lauras Bundespolizist saß neben meiner Mutter auf der Klavierbank. Tränen rannen ihm über die Wangen. Am Schluss der Zeremonie kniete die Sozialarbeiterin sich neben mich, legte ihre Hand auf mein Knie und gestand mir, dass auch sie den herzzerreißenden Schmerz erlitten hatte, ein Kind zu verlieren.

»Ich habe vor Jahren meinen Sohn verloren ... meinen einzigen Sohn«, begann sie. Ich war wie erstarrt. Die Erwähnung vom Verlust eines Kindes traf mich mit scharfer Intensität. Ich beugte mich vor, um sie besser zu hören, in der Annahme, dieses Leid habe ihr Einsichten vermittelt, wie man die Trauer besser ertragen könne. Sie schien sehr bedacht, mir mitzuteilen, wie das für sie gewesen sei und was ihr geholfen habe, und ich wollte dringend weise und aufmunternde Worte hören. Doch was sie sagte, traf mich wie ein Schlag ins Gesicht.

»Scarlett, ich muss Ihnen sagen, dass es niemals besser wird ... niemals! Sie werden diesen Schmerz auf immer tragen.«

Ich konnte nicht glauben, was diese Frau gerade zu mir gesagt hatte. Wie konnte sie es wagen, meinem gerade begonnenen Heilungsprozess solch negative Grenzen zu setzen? Die Frau wollte weiterreden, aber ich hob eine Hand, um ihr Einhalt zu gebieten.

»Das will ich nicht hören«, sagte ich. »Das gilt nicht für mich. Wie können Sie sagen, dass es für mich nicht besser wird? Ihr Weg ist nicht mein Weg. Ich werde meinen eigenen Weg beschreiten ... *ich werde meinen eigenen Weg finden!*«

Jetzt mischte sich Dr. Laura ein und legte mir eine Hand auf die Schulter. Sie nickte beruhigend und sagte, ja, dieser Weg sei sicherlich mein eigener und so einzigartig wie meine eigene Genstruktur. Der Weg habe gerade erst begonnen, fügte sie hinzu, und ich würde mit Überraschung feststellen, wohin er mich führen würde.

Ich lächelte. Dr. Laura war genau richtig für mich.

Dieser Augenblick war einer von mehreren Wendepunkten für mich. Meinen eigenen Trauerprozess allein zu suchen bedeutete einen großen Schritt in Richtung Heilung. Vielleicht hatte die Sozialarbeiterin recht, und ich würde stets den Schmerz von Jesses Tod spüren. Aber es war nicht recht von ihr, zu behaupten, es würde niemals besser, und mich so zu einem Leben der Verzweiflung zu verdammen. Wenn ich ihr geglaubt hätte, dass es niemals besser wird, hätte ich vielleicht an diesem Punkt meinem Leben ein Ende gesetzt.

Doch eigentlich muss ich mich bei der Frau bedanken, denn sie erteilte mir eine wichtige Lektion über den heiligen Akt der Trauer – und über das Leben. Sie brachte mir bei, dass ich keine Wahl in dem hatte, was mit Jesse geschehen war. Ich konnte jedoch selbst bestimmen, wie ich darauf reagierte.

Damals stand ich barfuß im Wohnzimmer meiner Mutter und schwor stumm, niemals jemand anderem zu erlauben, zu bestimmen, wie ich meine Trauer bewältigte – und auch nicht, wie mein Leben weiter verlaufen würde. Ja, mein Schmerz war ungeheuerlich, aber es stimmte auch, dass ich Hoffnung hatte. Ich wusste, dass Jesses Seele bei mir war, und ich wusste, dass Liebe niemals endet.

Diese »Erkenntnis« brachte mich durch die nächsten schweren Tage, als ich mich von meinem Sohn verabschieden musste.

TEIL II

ZEICHEN

KAPITEL FÜNF

Herzen im Himmel

Die Totenwache für Jesse war in ihrer Schmerzlichkeit willkommen. Ich wollte meinen Sohn sehen, allerdings nicht in einem Sarg. Seit dem Moment, in dem ich erfuhr, dass er von mir gegangen war, hatte ich mich danach gesehnt, seinen Körper zu umarmen, aber die polizeilichen Ermittlungen und die Autopsie hatten das verhindert. Bei unserer privaten Totenwache der Familie würde ich das erste Mal seit seinem Tod mit ihm allein sein – und das zum allerletzten Mal. An diese Endgültigkeit mochte ich kaum denken und ich betete um Kraft. Ich betete auch zu Jesse, mir ein Zeichen zu senden, dass es ihm gut ging und seine Seele immer noch nahe bei mir war.

Mein Gebet wurde erhört. Später an diesem Morgen kam meine Schwägerin Becky zu mir. Becky ist mit meinem Bruder Jordan verheiratet und Mutter von Jesses zweijährigem Vetter Christian. Ich hatte dem kleinen Christian einen Spielzeugzug gegeben, den Jesse zuvor als ein frühes Weihnachtsgeschenk bekommen hatte. Jesse hatte sich sehr über

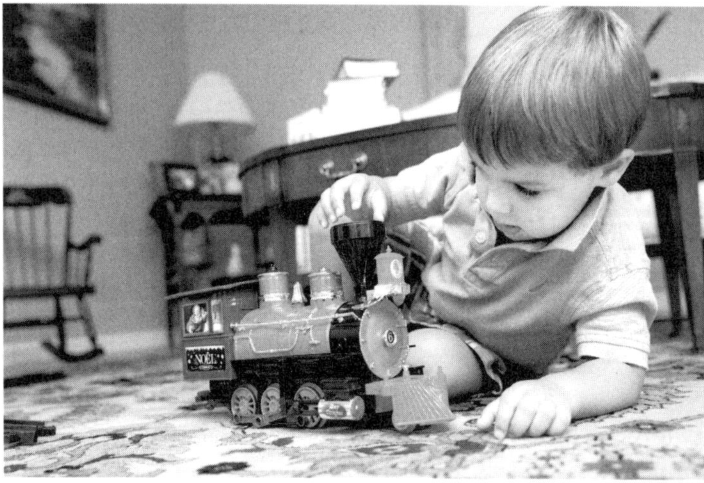

Christian beim Spielen mit Jesses Spielzeugeisenbahn

diesen Zug gefreut und würde sicher froh sein, dass sein kleiner Vetter nun damit spielen konnte.

»Ich weiß nicht, wie ich dir das sagen soll ...«, begann Becky, deren Augen rot und geschwollen vom vielen Weinen waren. »Aber ... Jesse war nämlich bei uns ...«, platzte sie dann heraus. Sie erzählte mir, was geschehen war.

»Seit du Christian den Zug geschenkt hast, hat er völlig besessen damit gespielt. Heute Morgen ganz früh, als ich mit dem Baby noch im Bett lag, hörte ich, wie Christian im Flur mit dem Zug spielte. Die Tür war geschlossen, aber ich konnte ihn deutlich hören ... er spricht ja eigentlich noch recht wenig, aber ich hörte ihn reden. Es klang wie eine richtige Unterhaltung! Ich lauschte aufmerksamer. Er fragte: ›Was sagst du?‹ Dann kam eine Pause, als würde er auf eine Antwort lauschen, und dann sagte er: ›Oh ... dein Zug. Der ist toll.‹ Dann erfolgte wieder eine Pause, und dann sagte Christian: ›Yeah. Ich kann auch in der Badewanne damit spielen.‹ Jordan und ich sahen uns an, und wir beide wussten genau: *Christian spricht mit Jesse!*«

Becky und Jordan waren sicher, dass Jesse gerade zu ihrem Sohn gesprochen hatte. Mir war klar, dass Jesse sich durch seinen kleinen Vetter mit mir in Verbindung gesetzt hatte – und sagte, was ich hatte hören wollen, nämlich dass es ihm gut ging und er bei mir war.

In der Nacht vor der Totenwache erhielt ich ein weiteres Zeichen. Ich war in der Nacht aufgestanden, um auf die Toilette zu gehen, und als ich zurück ins Bett kam, lag einer von Jesses kleinen Spielzeugsoldaten mitten auf meinem Kissen! Da sagte ich, was in den folgenden Monaten für mich zur Gewohnheit werden sollte: Jedes Mal, wenn ich sicher war, ein Zeichen bekommen zu haben, blickte ich zum Himmel und sagte: »Danke, Jesse!«

Ich weiß nicht, wie ich diese kleinen Begebenheiten anders erklären kann, außer dass Jesse tatsächlich mit mir kommunizierte. Ich machte mir diese Dinge nicht zurecht, denn andere in der Familie erlebten ebenfalls das Flackern der Glühbirnen, selbst wenn sie nicht angeschaltet waren. Ich war sicher, dass es sich um Zeichen handelte und dass Jesse versuchte, mir die Kraft zu geben, die ich brauchte, um ihn im Sarg zu sehen.

Als ich die Trauerhalle des Bestattungsunternehmens betrat, klopfte mir das Herz bis zum Hals. Ich hatte große Angst, doch gleichzeitig konnte ich es kaum erwarten, meinen Jesse wieder zu sehen. Vorsichtig näherte ich mich dem kleinen weißen Sarg ... und sah meinen geliebten Sohn. Man hatte versucht, seine Wunden zu kaschieren, aber egal, wie viel Mühe man sich gegeben hatte, man konnte nie mehr das süße Lächeln auf sein Gesicht zaubern, das mein Leben so beglückt hatte. Sein engelsgleiches Gesichtchen sah rein äußerlich aus wie mein Jesse, aber ich wusste, dass sein Geist den Körper verlassen hatte.

Ich nahm seine Hände und betrachtete seine Finger. Unter seinen Fingernägeln war Schmutz, weil er auf der Farm immer draußen gespielt hatte. Ich versuchte, seine kleinen Hände zu wärmen. In den nächsten drei Stunden saß ich neben ihm und prägte mir jede kleinste Einzelheit seines Körpers ein, ehe ich ihn auf immer verlassen würde. Als es Zeit war, mich zu verabschieden, konnte ich mich nicht rühren.

»Nein, ich bleibe hier und verbringe die Nacht hier neben ihm. Ich schlafe auf einer Decke«, sagte ich entschlossen zu meiner Mutter. Sie fragte den Bestatter, ob dies möglich sei, und kehrte mit der Antwort zurück, dass es nicht gestattet sei.

»Würde er mich denn von hier wegzerren?«, fragte ich meine Mutter. »Würde er die Polzei rufen, um mich festzunehmen?«

Wir blieben noch eine weitere Stunde nach der offiziellen Schließung. Dann führte meine Familie mich sanft, aber bestimmt vom Sarg fort und brachte mich nach Hause. Es war mein Bedürfnis nach Schlaf, das mich schließlich zum Gehen überredete. Ich wusste, dass ich Ruhe und Kraft für das Kommende brauchte.

Am nächsten Tag fand Jesses Beerdigung statt, doch vorher veranstaltete meine Familie eine öffentliche Trauerfeier. Tausende von Menschen nahmen daran teil. Es war einfach überwältigend. Der Bundespolizist Rob, der rasch zu einem Freund der Familie geworden war, fuhr uns durch die Menschenmenge zur Trauerhalle, die bis zum letzten Platz gefüllt war. Viele der Anwesenden kannte ich, aber die meisten waren mir fremd. Darunter waren Angehörige eines indianischen Stammes, die von North Dakota angereist waren, um Jesse Tribut zu zollen. Ich selbst sah sie nicht, weil ich, wie Dr. Laura es beschrieb, zwar versuchte, so präsent wie möglich zu sein, mich aber immer noch in meiner »Trauerhülle« befand. Doch die Indianer fielen in der Menge auf, daher bemerkte Dr. Laura sie. Sie bahnte sich sogleich einen Weg zu deren Häuptling, um zu fragen, was sie zu dieser langen Reise veranlasst hatte.

»Wir wussten, dass ein mächtiger Geist diese Welt verlassen hatte«, erwiderte der Häuptling, »und wir spürten, wie sein Geist zum Gipfel eines Berges hochstieg – so groß war er. Dann spürten wir, wie dieser Geist sich weiter erhob, zum Berg aller Berge. Daher sind wir hier, um diesen großen Geist zu ehren und ihm unseren Respekt zu zollen.«

Nachdem Hunderte von Menschen an Jesses Sarg defiliert waren, sperrte man den Raum darum ab, damit die Familie zum letzten Mal ungestört von ihm Abschied nehmen konnte.

Wieder stand ich vor dem Sarg. Und wieder hielt ich Jesses Hand. Jeder in der Familie gab Jesse ein letztes Geschenk für seine Reise. J.T. schenkte seinem kleinen Bruder ein Rotkehlchen aus Ton, das Kristy für alle Angehörigen zu Ehren von Jesses Liebe zu Vögeln geformt hatte. Ich steckte ihm einen kleinen roten Vogel ans Hemd, den ich zuammen mit einem größeren Muttervogel selbst getragen hatte. Der kleine Vogel trug die Inschrift *Jesus trägt dich*. Außerdem gab ich ihm mehrere Enten und Spielzeugsoldaten. Sie hatten noch in der Badewanne gelegen, als ich zur Farm zurückgegangen war, um die Kleidung für seine Bestattung auszuwählen. Dann holte ich tief Luft und ließ langsam seinen »Armeehelm« in den Sarg gleiten, falls er vor den himmlischen Toren eine Patrouille machen wollte. Als Letztes legte ich eine warme indianische Wolldecke um ihn, die ich in der vergangenen Nacht um mich geschlungen hatte, damit sie nach mir roch und er so meine Essenz bei sich hatte. Ich packte ihn in die Decke ein für die lange Nacht, die vor ihm lag, und küsste meinen geliebten kleinen Sohn zum Abschied ein letztes Mal – bis wir uns wiedersehen würden.

Dann trat ein Trauergefolge von 40 Polizeibeamten paarweise zu Jesses Sarg und salutierte.

Und dann schlossen sie den Sargdeckel.

Meine Brüder und mein Stiefvater Bob trugen Jesses Sarg

zum Leichenwagen. Wir folgten ihm zur Kirche.

Die kerzenerleuchtete Prozession schien fast eine Meile lang. Voran fuhren Polizeiwagen, eskortiert wurden wir von Polizeimotorrädern.

Es war sehr kalt, die Temperatur war fast unter null gefallen, aber Hunderte von Menschen standen am Straßenrand oder parkten ihre Autos. Viele stiegen aus und nahmen die Kopfbedeckungen ab. Manche legten eine Hand aufs Herz, andere salutierten. Ich sah aus dem Autofenster, wie manche Menschen auf dem Gehsteig niederknieten und den Kopf senkten. Da mussten wir lächeln, denn wir wussten genau: Jesse hätte das sehr gefallen.

Beim Gottesdienst feierte man Jesses Leben mit zahlreichen lustigen Anekdoten, weil er ein so lebhafter kleiner Junge gewesen war. Man erinnerte sich an seine Freundlichkeit und an seine liebevolle Persönlichkeit. Mein Bruder Trent erwähnte, dass Jesse sich immer nur an eine Regel gehalten hatte, und die lautete: »Es muss Spaß machen.« J.T. erinnerte sich, dass er sich zwar oft mit dem kleinen Bruder gestritten hatte, doch sie hätten einander so geliebt, wie es nur Brüder können. Mehr als alles andere erinnerte man sich an Jesses Liebe zum Leben und zu anderen Menschen – und wie er alle in seiner Gegenwart inspiriert hatte, ihm darin zu folgen.

Dann war ich an der Reihe.

»Viele Leute haben mich seit der Tragödie gefragt, was sie tun könnten, um zu helfen«, begann ich meine Rede in der voll besetzten Kirche. »Wenn Sie wirklich etwas tun wollen,

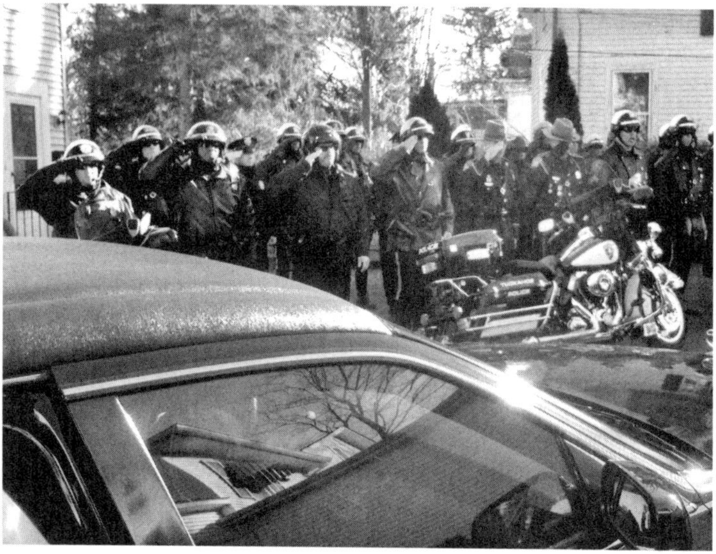

Der Salut der Polizei auf dem Weg zum Friedhof

dann sollte es etwas sein, das allen hier hilft, Wut in Liebe zu verwandeln. Diese Tragödie entsprang sehr wütenden Gedanken, und diese Gedanken hätte man leicht in liebevolle Gedanken verwandeln können. Wenn das geschehen wäre, würde niemand hier heute ein Kind begraben müssen, das wir alle geliebt haben. Wenn Sie daher etwas tun wollen, das hilft, dann tun Sie, was Jesse sich gewünscht hätte, um seine Erinnerung zu bewahren – ersetzen Sie tagtäglich nur einen einzigen wütenden Gedanken durch einen liebevollen ... denn mit einem einzigen liebevollen Gedanken können wir die Welt verändern und zu einem sichereren Ort für unsere Kinder und unsere Kindeskinder machen. Wenn Sie daher helfen wollen, dann entscheiden Sie sich für Liebe statt für Hass und Wut.«

Anschließend fuhren wir, wie zuvor von der Polizeieskorte mit Blaulicht und vollem Sirenengeheul begleitet, zum Friedhof. Die Wagenkolonne wurde von Motorrädern begleitet, die vor uns an jeder Kreuzung anhielten, um den Querverkehr zu stoppen. Während der Leichenwagen dann langsam vorbeifuhr, salutierten sie. Vor dem Friedhofstor begrüßte uns eine Abordnung berittener Polizisten, die Jesse von ihren riesigen prächtigen Pferden herab mit einem Salut begrüßten. Jesse hätte diese beeindruckenden Tiere geliebt, denn er war ein mutiger Reiter.

Als sein Sarg an der Grabstelle abgesetzt wurde, spürte ich Jesses Seele ringsum, besonders als man ihn zur Ruhe bettete. Begleitet wurde dies von der ätherischen Stimme von Celine Dion, die ihr wunderschönes Lied »Fly« sang, das genau ausdrückte, was in diesem Augenblick in mir vorging.

Während die Musik noch spielte, ging meine Freundin Kelly von einem zum anderen und gab uns bunte Luftballons – 20 an der Zahl, einen für jedes Kind, das wir verloren hatten. Ich nahm J.T.s Hand, wir traten gemeinsam vom Grab zurück und ließen die Ballons in die Luft schweben. Langsam erhoben sie sich und trieben in einer Windböe in Richtung Stadt. Einen Moment später rief jemand, der die

Szene mit einer Kamera aufnahm, laut: »O mein Gott, seht nur ... die Ballons ... Sie haben ein Herz gebildet!«

Es schien wie ein Wunder, aber die Ballons hatten tatsächlich ein Herz gebildet und schwebten nun in dieser Form über die Sandy-Hook-Schule. Mehrere Minuten lang verharrten sie über der Schule, wo nur sechs Tage zuvor die Seelen von 20 unschuldigen Kindern diese Welt verlassen hatten.

Es war ein beeindruckender Anblick, und wenn ich es nicht mit eigenen Augen gesehen hätte, würde ich es vermutlich nicht glauben.

Dann erfasste eine Windböe die Ballons und trieb sie aufwärts in den Himmel.

KAPITEL SECHS

Energien und Botschaften

Für mich waren diese Ballons, die nach Jesses Bestattung beim Aufstieg gemeinsam eine perfekte Herzform gebildet hatten, ein göttlich inspirierter Moment. Wieder einmal bin ich sicher, dass viele Menschen dies als einen Zufall abtun würden, als Fantasie oder vielleicht auch als Wunschdenken einer trauernden Mutter. Aber so war es nicht, andere haben dies genauso empfunden. Und nicht nur das – viele Menschen berichteten mir nun von spirituellen Erlebnissen in den Tagen zuvor, sodass ich mir immer sicherer wurde, dass sich hier etwas Besonderes abspielte. Ich spürte Jesses Energie auch im Familienkreis, und dieses Gefühl wurde sowohl stärker als auch zielgerichteter.

Meine Freundin Ashly und ihr Mann Rick erzählten uns, dass sie beide jeden Morgen um genau drei Uhr mit überwältigenden Gedanken an Jesse aufwachten.

In der Nacht zuvor war mein Bruder Trent ebenfalls genau um drei Uhr von einem starken Gefühl wach gerüttelt worden, dass sich eine Hand auf seine Brust presste. Er blickte zur anderen Bettseite und sah etwas, was er als einen indianischen Engel bezeichnete. Er stand mitten im Zimmer. Die Arme dieses Engels trugen Federn wie Flügel. Über dem Kopf schwebte ein Heiligenschein, dessen Licht auf die schwarz-weiße Zickzack-Kriegsbemalung auf seinem Gesicht fiel.

»Ich hatte keine Angst, ich war bloß verblüfft«, erzählte er mir am Telefon. »Das Gesicht des Engels drückte abwechselnd tiefe Trauer und wilde Wut aus. Ich dachte, es ist vielleicht ein Kriegerengel, der entsetzt über das Geschehene ist.«

Die einzige andere mystische Erfahrung, die Trent je erlebt hatte, ereignete sich Jahre zuvor. Er hatte geträumt, dass unsere Großmutter J.T.s Hand in seine legte. Damals hatte das für uns kaum Bedeutung gehabt, aber rückblickend glaube ich, weil Trent J.T.s Pate ist, hat unsere Großmutter ihm damals aufgetragen, auf J.T. aufzupassen, denn er würde Trents Hilfe brauchen.

Ich merkte mir die Einzelheiten von Trents Vision und suchte im Internet nach einer möglichen Bedeutung. Kaum hatte ich auf die Eingabetaste gedrückt, da erschien auf meinem Bildschirm das beeindruckende Bild von einem Schamanenengel. Bei meinen spirituellen Erkundungen hatte ich gelernt, dass es in den meisten Ureinwohner-Kulturen Schamanen gibt, die als Heiler und Medium wirken und

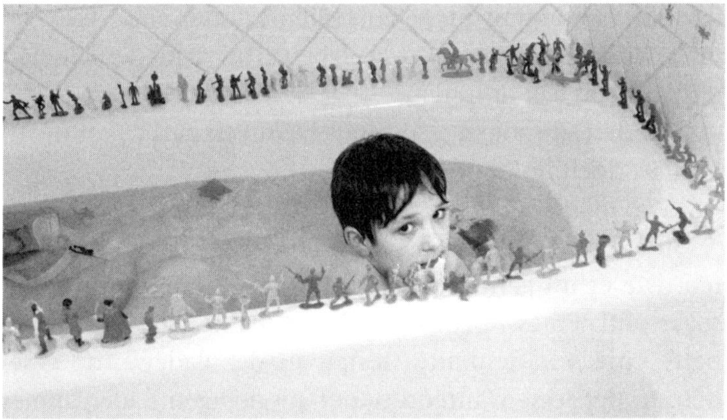

Kampfbereit: Jesse und seine Spielzeugarmee in der Badewanne

mit der spirituellen Welt in Verbindung stehen. In der Welt der Geister schützt und bewacht ein Schamanenengel alle Stammesangehörigen. *Na, das ist ein Engel für Jesse,* dachte ich mir.

Auch zu Hause auf meiner Farm spielten sich übernatürliche Dinge ab. Ein paar Monate zuvor waren unsere lieben Freunde Marissa – Jesses langjährige Kinderfrau – und deren Mutter Susan für eine Weile zu uns gezogen, und wir lebten wie eine große Familie miteinander. Sie waren auf der Farm geblieben, während J.T. und ich derzeit bei meiner Mutter wohnten.

Nach der Beerdigung rief Susan an, um zu fragen, wann J.T. und ich wieder nach Hause kämen. Ich antwortete, dass ich mir momentan nicht vorstellen könne, ohne Jesse jemals wieder auf der Farm zu leben. Das Haus würde sich ohne ihn zu leer anfühlen.

»Scarlett, du musst ... du musst einfach zurückkommen. Jesse ist doch immer noch hier.«

»Wie meinst du das?«

Susan erzählte mir, dass sie und Marissa beide Jesse hörten, wie er im ganzen Haus lachte und herumrannte und sogar pfiff. Eines Abends war Susan ins Bad gegangen und hatte eine schattenhafte Gestalt in der Badewanne gesehen, in der Jesse während seiner ausgiebigen Bäder immer mit seinen Enten und Soldaten gespielt hatte. Weder Susan noch Marissa hatten sich geängstigt, wenn sie diese Dinge sahen oder hörten. Sie waren eher aufgeregt und froh, weil sie »ohne jeden Zweifel« wussten, dass es sich um Jesses Geist handelte.

»Scarlett, du musst zurückkommen«, wiederholte Marissa. »Jesse wartet hier auf dich.«

Selbst an Jesses Grab, das ich mindestens einmal am Tag aufsuchte, zog seine Energie aufgrund übernatürlicher Ereignisse zahlreiche Menschen an. Bei einem Besuch eines Morgens sah ich zwei Frauen mittleren Alters hinter Jesses Grabstein. Sie waren lässig in Jeans und T-Shirts gekleidet wie viele Mütter. Ich kannte sie nicht, aber da so viele Menschen die Gräber der ermordeten Kinder besuchten, dachte ich mir nichts dabei, nur dass ich froh war, dass Jesse Gesellschaft hatte.

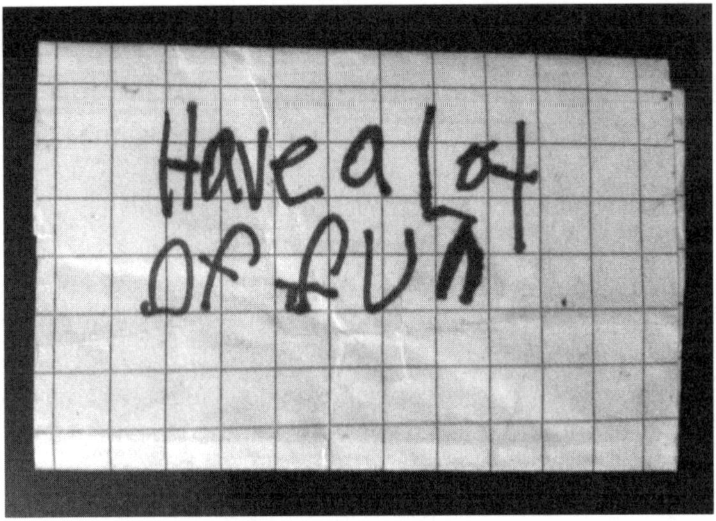

Jesses Botschaft an seinen Bruder J.T.

Als ich mich als Jesses Mutter vorstellte, sahen die Frauen einander aufgeregt an und erzählten mir, sie seien Medien und hätten eine mehrstündige Autofahrt hinter sich, um mir eine Botschaft von Jesse zu überbringen. Ich hatte noch nie mit einem Medium gesprochen, hatte Jesse aber tagtäglich gebeten, mir eine Botschaft zukommen zu lassen. Daher wollte ich die beiden Frauen nicht abwimmeln, die extra gekommen waren, um mir genau das zu überbringen.

»Also, als Erstes, und das wissen Sie sicher selbst, lässt Jesse ausrichten, dass es ihm gut geht. Das sollte ich Ihnen versichern«, begann die eine. »Außerdem möchte er, dass

Sie wissen, wie stolz er darauf ist, wie er sich in der Schule verhalten hat.«

Ich nickte lächelnd und dachte daran, was die Polizei mir mitgeteilt hatte. Ich war ebenfalls sehr stolz auf ihn.

Wir gingen ein paar Schritte miteinander – es war alles ein wenig unwirklich. Wenn mir zwei Wochen zuvor jemand gesagt hätte, ich würde am Grab meines Sohnes stehen und ein paar medial veranlagten Hausfrauen und Müttern zuhören, die mir Botschaften von Jesse aus dem Jenseits übermittelten, hätte ich laut gelacht. Aber diese Frauen redeten in einer Sprache, die ich langsam zu verstehen begann – die Sprache von geistiger Energie und übernatürlichen Botschaften.

Jesse schickte mir regelmäßig kleine Zeichen von der anderen Seite, Botschaften, auf die ich oft verzweifelt wartete. Es sollte sich auch herausstellen, dass sie mich auf spätere größere und wichtigere Botschaften vorbereiteten.

Nach dem Friedhofsbesuch holte ich J.T. ab, um ein paar Dinge auf der Farm auszusortieren, die wir für eine Reise nach Orlando gleich nach Weihnachten benötigen würden. Das war J.T.s diesjähriges Weihnachtsgeschenk. Es würde uns beiden guttun, ein paar Tage in der Sonne zu verbringen und uns als neue Familieneinheit von nur zwei Personen einzustimmen. J.T. packte seinen Koffer in seinem Zimmer und kam anschließend breit grinsend zu mir in die Küche.

»Mom, du weißt ja, alle möglichen Leute bekommen Botschaften von Jesse. Also, ich habe auch gerade eine bekommen!«, sagte er und zeigte mir einen kleinen handge-

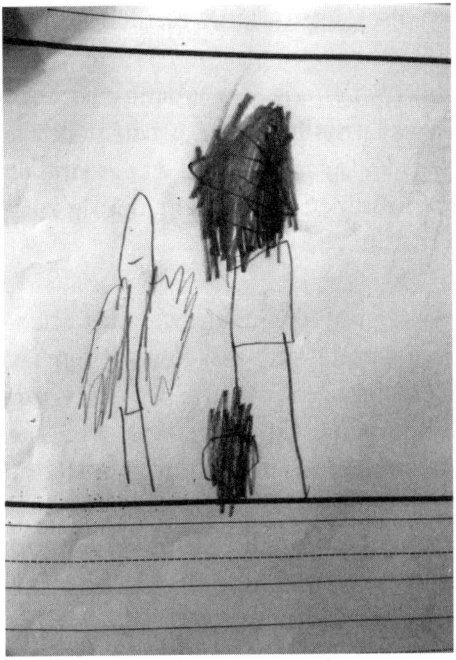

Der Engel und der Bösewicht. Jesse hat dieses Bild wenige Tage vor dem Massaker gezeichnet.

schriebenen Zettel. »Der lag in meinem Zimmer unter meinem Schreibtisch«, fuhr er fort. »Ich habe keine Ahnung, wie er dahingekommen ist, aber er stammt von Jesse.« J.T. war sicher, dass Jesse die Worte ein paar Tage vor seiner Ermordung geschrieben hatte, weil er den Zettel vorher noch nie gesehen hatte. Die Worte in Jesses unverkennbaren kindlichen Druckbuchstaben lauteten: »Viel Spaß!«

Das war typisch Jesse – kurz, zärtlich und unmöglich zu ignorieren. Es waren die gleichen Worte, die mein Bruder Trent in seiner Trauerrede eine Woche zuvor ausgesprochen hatte, um Jesses Einstellung zum Leben zu beschreiben. Hier war sie wieder: *Viel Spaß*! Diesmal war es eine Botschaft von Jesse an seinen Bruder, nicht mehr traurig zu sein und das Leben zu genießen.

Am nächsten Tag traf ich auf ein weiteres Zeichen, das meine Überzeugung bestätigte, dass Jesse in den Tagen vor dem Massaker unbewusst geahnt hatte, was sich zutragen würde. Rob, der Bundespolizist, brachte eine Schachtel mit Jesses persönlichen Dingen aus der Schule zum Haus meiner Mutter. Es waren alle möglichen Hausaufgaben und Zeichnungen, die meisten mit einem Datum versehen und in chronologischer Reihenfolge, angefangen von seinen frühesten Arbeiten im letzten November.

Meine Mutter, meine Schwägerinnen und ich setzten uns auf den Boden im Wohnzimmer und sichteten das Material. Ganz unten in der Schachtel, unter den Schulaufgaben kurz vor den Morden, lag eine Bleistiftzeichnung von Jesse, die mich erschaudern ließ. Es war ein Bild von zwei Figuren: Die eine stellte einen kleinen lächelnden Jungen mit Engelsflügeln dar, die andere war viel größer und bedrohlich. Das Gesicht hatte Jesse mit vielen Strichen ausgelöscht. Es war für meine Mutter und mich sonnenklar, was diese Bilder darstellten. Es war mein tapferer Jesse, der bald im Himmel sein würde, wie er sich dem Amokschützen stellte.

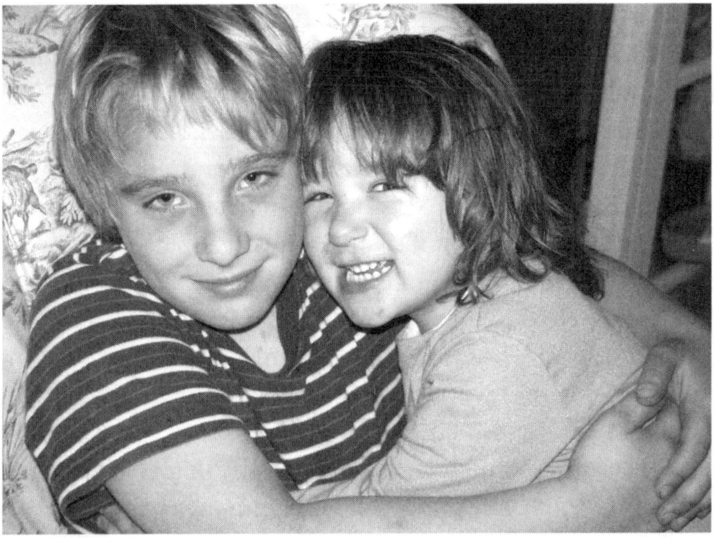

»Am wichtigsten ist, dass Brüder sich lieben«, sagte J.T. in der Trauerrede über seinen kleinen Bruder Jesse.

Es bestätigte mir erneut, dass Jesse spirituell gewusst hatte, was sich ereignen würde, und dass er selbst Teil von Gottes großem Plan war.

Am Weihnachtsmorgen wachte ich um drei Uhr in der Frühe unvermutet auf. Eine Sekunde später schaltete sich mein Laptop ein, und der Drucker meldete sich mit dem normalen anfänglichen Biepen: *Auch dir frohe Weihnachten, Jesse!*

An jenem Nachmittag hinterließ ich eine Botschaft für Jesse an dem Ort, an dem er starb.

Der Bundespolizist Rob begleitete mich und andere Angehörige zur Sandy-Hook-Grundschule. Auch die Familien der anderen Opfer waren eingeladen, die Schule heute zu besuchen. Es war das erste Mal seit der Schießerei, dass andere Personen außer den Ermittlungsbeamten hier anwesend sein durften. Ins Schulinnere durften wir nicht, aber wir konnten uns frei auf dem Grundstück bewegen. Zuerst hatte ich gezögert, diese Einladung anzunehmen, denn ich hatte Angst vor den schmerzlichen Erinnerungen. Aber Dr. Laura sagte etwas, was meine Meinung änderte. »Bei den indianischen Ureinwohnern betrachtet man den Ort, an dem Krieger sterben, als heilig.«

Das erinnerte mich an die Indianer bei Jesses Beerdigung und an Trents Vision von dem Schamanenengel. Ich beschloss, wenn die Schule nun heiliger Boden sei, schuldete ich es Jesse, ihn auch dort zu ehren.

Vor der Schule lasen wir ein indianisches Gebet. Miss Sotos Familie war am Morgen schon hier gewesen und hatte zärtliche Botschaften an sie auf den Sperrholzverschlägen hinterlassen, mit denen die große Eingangstür vernagelt war. Ich suchte einen Filzstift in meiner Tasche und schrieb eine Botschaft für Jesse:

Unser Engel und Schutzengel ... wir sind sehr stolz auf dich. Wir lieben dich aus ganzem Herzen. J.T. und Mama. Liebe auf ewig und immerdar.

Dann schrieb ich noch einmal »J.T.« und umrahmte die Buchstaben mit einem Kreis aus kleinen Herzen. Dabei dachte ich an die Ballons, die genau über dieser Stelle ein

Herz gebildet hatten, ehe sie in den Himmel aufstiegen. Dr. Laura hatte recht – dies war nun heiliger Boden. Als ich zu Boden blickte, sah ich überall Glasscherben.

»Lasst uns alle ... ein Stück Glas aufheben«, sagte ich zu den anderen. Sie folgten meinem Wunsch, auch Rob, der Bundespolizist. Ich hielt meine Scherbe hoch und sagte: »Diese Glasscherben symbolisieren Jesses Tapferkeit. Tragt sie stets bei euch als Erinnerung, auch wenn ihr große Angst habt und wir nicht wissen, wie wir den Mut aufbringen können, um genauso tapfer wie Jesse zu sein.«

Ich ließ die Glasscherbe in meine Tasche gleiten. In den kommenden Tagen und Jahren würde ich viel Mut brauchen.

An jenem Abend ging ich zu J.T., der in seinem Zimmer saß, und gab ihm etwas, das Jesse kurz vor seinem Tod als Weihnachtsgeschenk für seinen Bruder gekauft hatte. Es war ein Ball mit einem kleinen Herzen darauf, und in der Mitte des Herzens stand das Wort *Brüder*. Jesse hatte mir genau den gleichen Ball gekauft, aber mit dem Wort *Mutter* in der Mitte. J.T. begann zu weinen, als er ihn entgegennahm, und schlief an diesem Abend mit dem kleinen Ball in der Hand ein.

Wir beide hatten Geschenke und Botschaften von Jesse bekommen, die uns helfen würden, stark zu sein und unsere Hoffnung zu bewahren. Ich blickte auf J.T. hinab, der nun friedlich schlief. Wir waren wieder eine Zweiereinheit wie vor Jesses Geburt, als ich ihn in seinem roten Wägelchen herumzog. Aber diesmal lag ein härterer Weg vor uns. Daran bestand kein Zweifel.

Aber ich war entschlossen, diesen Weg allein mit ihm zu gehen. Unsere gemeinsame Reise würde voller Liebe und Hoffnung sein.

Dann beugte ich mich zu J.T. hinab und küsste ihn auf die Wange. Ganz natürlich.

KAPITEL SIEBEN

Jesse im Himmel bei Jesus

Unsere Reise nach Orlando sollte heilsam für uns beide sein, und genau so stellte es sich auch heraus – allerdings auf ziemlich unerwartete Weise.

Ich war entschlossen, für J.T. und mich ein neues Leben aufzubauen, aber ich war noch so von meinem Kummer verzehrt, dass alle Zukunftspläne, die ich mir ausmalte, von Leid erfüllt blieben. Jede Möglichkeit war von Schmerz überlagert. Orlando bewirkte hier eine Veränderung. Ich weiß nicht, ob Gottes Hand hier mitwirkte oder ob Jesse uns einen kräftigen Tritt versetzte, aber auf dem Flug vom Winter an der Ostküste in die Sonne Floridas begannen die Trauerwolken sich zu heben. Gegen Ende unserer Reise konnte ich wieder klarer sehen und hatte Hoffnung für die Zukunft.

Die Veränderung setzte schon ein, als J.T. und ich uns durch die überfüllte Abflughalle des Kennedy-Flughafens einen Weg bahnten. Mir erschien jeder Mensch, der mir hier begegnete – entweder unterwegs zu einem Abenteuer oder auf der Rückkehr davon –, unendlich unglücklich. Wo immer ich auch hinblickte, sah ich leidende, resignierte Gesichter. Ich fand den Anblick von so viel Unglück an einem einzigen Ort – und das hier war nicht Sandy Hook! – unwirklich und entnervend. Wir mussten uns allerdings auf dem Weg zum Flugsteig beeilen, und als wir atemlos bei der Sicherheitskontrolle angelangt waren, hatte ich das bedrückende Gefühl schon vergessen.

Unterwegs sah sich J.T. einen Film an. Ich hätte ihn wohl auch angeguckt, aber der Bildschirm vor mir begann jedes Mal zu flackern, wenn ich den Kanal wechseln wollte. J.T. versuchte zu helfen, aber jedes Mal, wenn er den Bildschirm berührte, flackerte er ebenfalls. Wir nickten einander lächelnd zu. *Jesse*. Aber es war nicht nur der gestörte Bildschirm. Als ich versuchte, Musik aus dem Angebot auszuwählen, wechselte der von mir ausgewählte Song ständig zu einem anderen, der entweder zu Jesses Lieblingsliedern gehörte, oder der Text erinnerte mich daran, wie ich mich fühlte. Schließlich lehnte ich mich in meinem Sitz zurück und entspannte mich. Ich war froh, dass Jesse beschlossen hatte, seine Mama und seinen großen Bruder auf unserer »Heilreise« zu begleiten.

Als wir in Orlando auf unser Gepäck warteten, kehrte das unangenehme Gefühl, das mich auf dem Kennedy-Flughafen überkommen hatte, zurück. Wieder waren es die Gesichter in der Menge, die mich beunruhigten. Alle sahen so erschöpft aus, wie lebendige Tote. Ich konnte nichts anderes in ihnen sehen als Verzweiflung und Leid und weder Freude noch Liebe noch Vergebung. Kein einziger göttlicher

Funke war zu spüren. Mein Magen verkrampfte sich bei der Frage, ob andere Menschen mich wohl auch so wahrnahmen. *O Herr, bin ich genauso wie sie? Nein! Ich will nicht so sein wie diese Menschen. Ich bin noch nicht tot! Ich weigere mich, weiter zu existieren, indem ich meinen Schmerz von einem Tag zum nächsten schleppe. Ich habe ein Leben zu leben und ich will glücklich sein für J.T. und mich. Manchmal ist das schwer, und ich sehne mich nach dem Tod, aber ich werde immer das Leben wählen ... ich werde die Liebe wählen. Ich will nicht zum Gefangenen meines Schmerzes werden. Ich will einen Weg finden, ihn zu bewältigen. Und ich möchte, dass mein Leben zählt.*

Ich wollte ein erfülltes Leben, und ich wollte etwas tun, das verhindern würde, dass andere genau das Gleiche durchmachen mussten wie ich und die anderen Eltern von Sandy Hook. Dafür musste ich einen Weg finden.

Beim Warten auf unseren Mietwagen sah ich kurz meine E-Mails durch und fand eine Nachricht von einem der Medien, die ich bei Jesses Grab getroffen hatte. Kurz vor dem Abflug hatte ich ihr eine Liste all der wunderbaren Zeichen gemailt, die Jesse mir geschickt hatte. Mir stiegen die Tränen in die Augen, als ich ihre Antwort las: »Vielleicht verweilt Jesse noch hier und kann nicht fort, weil er erst sicher sein will, dass es dir und J.T. gut geht. So verhalten sich Geister manchmal.«

Ihre Worte trafen mich wie ein Schlag. Aber ich wollte nicht vor J.T. in Tränen ausbrechen, daher zog ich mich auf die Toilette zurück, wo ich unkontrolliert zu schluchzen begann. Diese Frau teilte mir mit, dass Jesse aufgrund meines

Kummers nicht in den Himmel aufsteigen konnte. War es denn egoistisch, ihn nahe bei mir zu behalten, indem ich ihn um Zeichen und Botschaften bat, wenn er schon in den liebevollen Armen von Jesus sein und im Himmel spielen konnte?

Wenn das zutraf, wusste ich, was ich als Nächstes zu tun hatte, ganz egal, wie sehr ich ihn in meiner Nähe wünschte. Ich musste Jesse loslassen. Bei dem Gedanken heulte ich wie hysterisch auf, doch dann drängte ich meine Tränen zurück und sagte laut: »Jesse, es war unendlich kostbar für mich, deine Botschaften zu empfangen, denn so wussten wir, dass es dir gut geht. Es hat uns getröstet. Aber jetzt hör auf deine Mama. Wir sind okay, J.T. und ich. Du kannst jetzt zu Jesus gehen. Hast du mich gehört, mein liebstes Kind? Geh zu Jesus. Wir schaffen es. Aber du sollst wissen, dass wir dich immer lieben werden.«

Ich weiß nicht, wie lange ich auf dieser Toilette geweint habe, aber irgendwann gelang es mir, meine Tränen zu trocknen und mich zusammenzureißen, um zu J.T. zurückzukehren und unseren Mietwagen abzuholen. Ich nahm J.T. in den Arm und sagte: »Okay, J.T. Wir beide werden jetzt jede Menge Spaß haben!«

Wir waren kaum ein paar Meilen weit gefahren, als ich hochblickte und es sah: Es war eine Botschaft am blauen Himmel von Florida in weißen, wolkigen Buchstaben in etwa hundert Metern Höhe, die sich fast eine Meile weit entlangzogen: *Jesse & Jesus. Auf immer zusammen.*

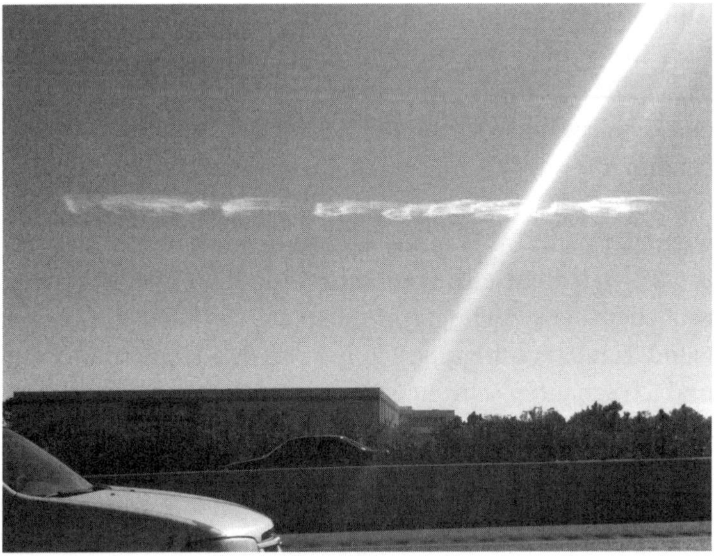

Jesses Himmelsbotschaft über Orlando

Sah ich das richtig? Konnte es echt sein? Ich blickte zu J.T. herüber. Ich würde es keinesfalls als Erste erwähnen. Aber auch er blickte hoch und drehte sich dann zu mir. »Mom! Jesse ist bei Jesus!«

Mein Herz klopfte bis zum Hals. Diesmal war es keine flackernde Glühbirne, es wurde mir in Riesenbuchstaben versichert, die Hunderte von Menschen meilenweit in jeder Richtung sehen konnten. Es hing über Orlando wie eine riesige Reklametafel am Himmel. Es bestand kein Zweifel an der Botschaft – und kein Zweifel daran, dass sie für uns bestimmt war. Der Buchstabe J war verkehrt herum, genau wie Jesse ihn immer geschrieben hatte. Mein Sohn ließ mich wissen, dass er mich gehört hatte, und sagte mir, er sei nun glücklich, weil er sich tatsächlich in den Armen von Jesus befand. Ich weiß nicht, ob ich die Nachricht des Mediums missverstanden hatte, aber wenn sie angedeutet hatte, dass Jesse sich nicht im Himmel befand, dann hatte sie sich geirrt. Er war nicht auf irgendeiner irdischen Ebene stecken geblieben – er sprach vom Himmel aus zu uns. Was für eine wundersame Bestätigung. Ich fuhr an den Straßenrand. J.T. und ich schauten schweigend und ehrfurchtsvoll zum Himmel. Es war das Unglaublichste, das uns beiden jemals passiert war.

Jesse! Danke, danke, danke! Und auch dir, Jesus, sei gedankt! Bitte kümmere dich um meinen geliebten Sohn!

Unter der Himmelsschrift sahen wir ein kleines Flugzeug, das einen weißen Kondensstreifen hinter sich herzog. Es war ein Himmelsschreiber, aber wer der Pilot war oder warum er oder sie diese Botschaft in den Himmel schrieb, wissen wir nicht. Nur einer Handvoll Menschen war bekannt, dass wir in Florida waren, und niemand hatte eine Ahnung, wo wir uns in diesem Moment aufhielten. Das schlechte Wetter hatte uns nicht nur gezwungen, in letzter Minute den Abflughafen zu wechseln, unser Flug war außerdem dreimal verschoben worden.

Rasch machten wir ein paar Fotos von der Botschaft, die sich schon aufzulösen begann. Dann kreiste das Flugzeug zurück und begann eine neue Botschaft. Als die Buchstaben

Form annahmen, musste ich unwillkürlich lachen. Jesse war ein so gescheiter, liebevoller Junge, auf diesem Weg dem gebrochenen Herzen seiner Mama eine kleine Freude zu bereiten! J.T. blickte auf und lächelte ebenfalls.

Die zweite Botschaft lautete: u + Gott = ☺

Mathematik war Jesses bestes Schulfach gewesen. Nun hatte er seiner Mutter und seinem Bruder eine ausgezeichnete Gleichung zugeschickt, wie man ein glückliches Leben führt – indem man Gott nahe bleibt. Genau das planten wir auch, und ich würde alles in meiner Macht Stehende tun, um J.T. auf diesem Weg zu helfen. Wir stiegen wieder ins Auto und beteten zusammen in Dankbarkeit für Jesses Himmelsbotschaft. Wir beteten um Kraft und Mut und für alle Kinder und Erwachsenen, die an jenem Tag zusammen mit Jesse ihr Leben gelassen hatten. Es stimmte: Die Liebe endet niemals. Konnte man sich eine deutlichere Himmelsbotschaft vorstellen?

Ich hielt das nicht für möglich, aber es schien, Jesse wollte ganz sichergehen, dass kein Zweifel in uns blieb, er selbst habe uns die Rauchsignale vom Himmel geschickt. Das fand ich heraus, als mein Bruder Trent uns später am Abend im Hotel anrief. Trent hatte gerade seinen dreijährigen Sohn Hayden (ein weiterer Vetter von Jesse) ins Bett gebracht und vorgeschlagen: «Warum sagen wir nicht auch unserem Vetter Jesse gute Nacht?« Darauf hatte Hayden geanwortet: »Jesse? Oh, Jesse, der fliegt. Er fliegt in den Himmel.«

Trotz dieser wundersamen Zeichen, die ich gerade bekommen hatte, reagierte ich immer noch bloß menschlich, und das Aufwachen in Florida war ebenso schmerzerfüllt wie zu Hause. Aber rasch fielen mir die hoffnungsfrohen Botschaften wieder ein, die uns Jesse geschickt hatte, worauf ich tiefe Dankbarkeit empfand. Ich stand auf, weckte J.T. und schlug ihm vor, es genau so zu machen, wie Jesse uns angewiesen hatte: Wir würden viel Spaß haben. Und so war es auch. Es war großartig, zusammen in der warmen Sonne zu spielen und uns nach Wochen der Starre wieder zu bewegen. Wir spielten Volleyball oder Tennis und schwammen im Pool, wir gingen auf der Suche nach bunten tropischen Fischen schnorcheln und schwammen mit einem Delfin namens Rose – der gleiche Name wie die Mutterstute in *Rose's Foal*. Das hätte Jesse bestimmt gefallen! J.T. und ich erinnerten uns lächelnd daran, wie verrückt Jesse nach Delfinen gewesen war, die er immer »Gelfine« nannte.

Unser aufregendster Ausflug war mit einem Hubschrauber. Das befreite uns zwölf fantastische Minuten lang von der schmerzlichen Wirklichkeit. Aber die Realität des Geschehens in Sandy Hook war unausweichlich, selbst in einem tropischen Paradies. An einem Abend, als wir entspannt in dem warmen Whirlpool in der Nähe der Strandbar saßen, gesellten sich kanadische Urlauber zu uns und fragten, wo wir herkämen.

»O mein Gott, aus Newtown?«, fragte die Frau. »Ist das nicht der Ort, wo ...«

Ich hob rasch eine Hand wie eine Polizistin, die einen

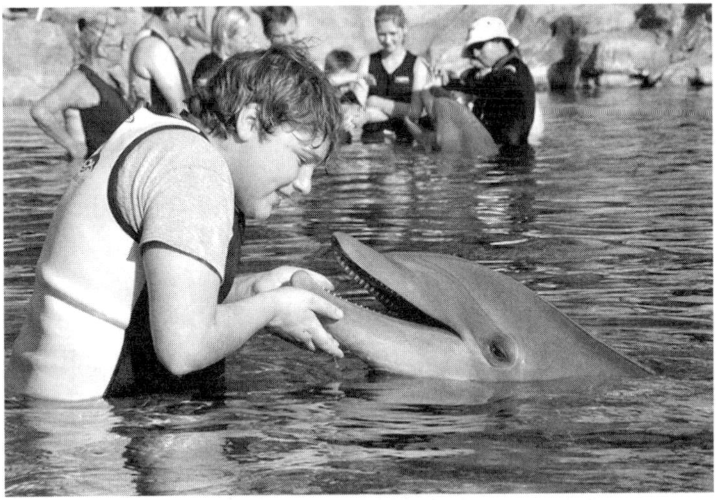

J.T. mit einem »Gelfin« bei unserer Heilreise nach Orlando

Autofahrer abbremst, der sich zu schnell einem Zebrastreifen nähert. Die Frau verstand es. Dankbar und ohne ein Wort verließen J.T. und ich den Pool, aber unterwegs zu unserem Zimmer fragte mein Sohn: »Mom, soll ich von jetzt an einfach immer New York sagen, wenn uns jemand fragt, wo wir herkommen?«

Unser Urlaub in Florida war überwiegend positiv und gut. Aber ich lernte auch etwas von meinem Kummer, nämlich dass die Heilung lange dauert und der Weg dorthin unvorhersehbar ist. Ich hatte Mühe, meine Gedanken vom Abgleiten in die Negativität zu bewahren: Gedanken, in denen ich mir selbst die Schuld gab oder Dinge bereute, die ich entweder getan oder nicht getan hatte, oder mir die letzten Momente in Jesses Leben vorstellte. Wenn das für mich schwer war, für eine erwachsene Frau, die die Kraft der Gedanken und positives Denken ausgiebig studiert hatte, dann weiß Gott allein, wie schwer es für J.T. war. Noch schlimmer war, dass er zusätzlich zu seiner Trauer die ganz normale Angst, die Verwirrungen und emotionalen Herausforderungen eines Teenagers durchmachte.

Unser letzter Tag in Orlando fiel auf Silvester, und J.T. schien mir besonders traurig, aber er wollte nicht mit mir über den Grund sprechen. Ich hatte eine Telefontherapiestunde mit Dr. Laura verabredet und schloss ihn mit ein. Sie hatte mich stets aufgemuntert und getröstet, daher hoffte ich, sie würde die gleiche Wirkung auf J.T. haben.

Aber als Dr. Laura J.T. fragte, wie er sich fühle, stürmte er aus dem Zimmer. Mit dem Hörer in der Hand erkannte ich, dass unsere »Heilreise« bloß einen allerersten Schritt auf einem langen Weg darstellte und dass J.T. und ich verständlicherweise den Schmerz immer noch zu vermeiden suchten. Wenn ich für ihn eine gute Mutter sein und das Versprechen ihm gegenüber im Flughafen wahr machen wollte, mein Leben nicht vom Schmerz beherrschen zu lassen, dann musste ich mich dem stellen. Am Neujahrstag, gleich nach unserer Rückkehr, zogen J.T. und ich zurück auf die Farm. Es war Zeit, nach Hause zu gehen.

Ein Grund für meine Angst, zurückzugehen, war die Sorge, dass es zu viel für mich sein würde, Tag für Tag auf Dinge aus

Jesses Leben zu stoßen. Ich hatte mir vorgestellt, wie seine Stiefel und Schuhe bei der Tür aufgereiht standen, dass seine Zahnbürste noch neben dem Waschbecken lag, sein Schlafanzug zusammengeknüllt auf dem Boden seines Zimmers liegen würde. Ich war froh, dass er im Himmel war, aber ich glaubte nicht, es aushalten zu können, Tag für Tag daran erinnert zu werden, dass er nicht bei mir war. Pam und Ashly blieben in der ersten Nacht bei uns. Als ich im Wohnzimmer niederkniete, fuhr ich unfreiwillig mit der Hand unter den Couchtisch und zog zwei von Jesses Spielzeugsoldaten hervor.

»Seht ihr?«, fragte ich mit Tränen in den Augen. »Das ist meine größte Angst. Dass Jesses Sachen mich unendlich traurig machen.«

»Nein!« Pam stand auf und nahm mir die beiden Soldaten aus der Hand. Dann hielt sie sie hoch und erinnerte mich daran, wie viel Mühe sich Jesse in den vergangenen Wochen gegeben hatte, mir Zeichen zu senden.

»Die liegen nicht da, um dich traurig zu machen. Das sind Geschenke! Jesse hat sie dir hinterlassen. Siehst du das nicht?«

Sie hatte ja so recht. Ihre Worte halfen mir, meinen Blickwinkel zu verändern, und von diesem Augenblick an freute ich mich in Dankbarkeit und Liebe über all die kleinen Geschenke, die Jesse mir »schickte«.

Ashly erhitzte Weihrauch, Myrrhe und Amber in einer Pfanne über den glühenden Kohlen im Kamin und erklärte, dass

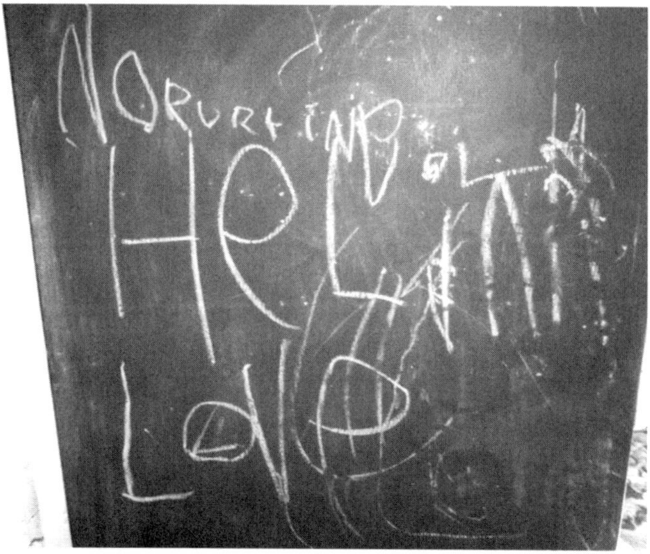

Die Worte auf der Tafel in der Küche, die zu meiner Mission wurden

diese drei heiligen Duftstoffe seit Tausenden von Jahren bei spirituellen, religiösen und festlichen Zeremonien Verwendung gefunden hätten. Sie symbolisieren die Freude oder Heiligkeit eines Ereignisses oder Ortes. Außerdem ziehen sie positive Energien an.

Wir trugen die duftende Mischung in Jesses Zimmer und sprachen laut zu ihm: »Wir lieben dich, Jesse!« Die wohltuenden Düfte verteilten sich im Raum.

Was dann geschah, verschlug mir den Atem. Mein Kopf begann zu kribbeln, und ich spürte, wie etwas meine Wange berührte. Wir haben es alle gefühlt. Jesses fröhlicher, positiver Geist durchwehte den Raum und umgab uns mehrere Minuten lang. Dann stieg er hoch – es war wie eine rasche, beruhigende Begrüßung vom Himmel.

Am nächsten Morgen stand ich früh auf und war froh, dass das Haus voller Menschen war, die ich liebte. Es war wie ein Neuanfang. J.T. war bester Laune, denn er hatte ein Paket mit einem Rucksack, einem T-Shirt und anderen Dingen bekommen, die alle den Schriftzug seiner Lieblingsfernsehshow *The Office* trugen. Der Produzent bei NBC hatte erfahren, dass J.T. seine Show bewunderte, und ihm dieses Paket geschickt. Es war wunderbar, J.T. lächeln zu sehen. Nach der schwierigen Telefonsitzung mit Dr. Laura hatten wir miteinander geredet, und J.T war nun einverstanden, ebenfalls eine Trauerberatung aufzusuchen.

Ich war froh, wieder zu Hause zu sein. Am Küchentisch überlegte ich, wie ich am besten mein Versprechen halten könnte, das ich mir selbst auf unserer Reise gegeben hatte: dass der Rest meines Lebens zählen sollte. Ich spürte das Bedürfnis, dabei zu helfen, diese Tragödie in etwas Positives für die Welt umzuwandeln, um die unglaublich großzügigen Gesten zu erwidern, die mir in meinen dunkelsten Stunden erwiesen worden waren. Ich konnte mir nicht vorstellen, zu irgendeinem Teil meines vorigen Lebens zurückzugehen – das war vorbei. Ich dachte an den liebevollen Brief, den ich von einem Vater bekommen hatte, der seinen Sohn mehrere Jahre zuvor durch eine Krankheit verloren hatte. Er schrieb: »Ich habe die letzten fünfzehn Jahre damit zugebracht, mich nach dem Grund zu fragen: Warum? Warum gerade ich? Warum mein Sohn? Warum gerade jetzt? Warum nicht jemand anders? Jetzt weiß ich den Grund. Es geschah, damit ich Ihnen diesen Brief zum Trost senden konnte.«

Wie konnte auch ich weitermachen und anderen dadurch helfen? Wie konnte ich meine Erfahrung nutzen, um anderen in deren Schmerz zu helfen, und dazu beitragen, dass eine solche Tragödie nie wieder passierte? Ich hatte keine Ahnung.

Aber Jesse wusste es.

In genau diesem Augenblick blickte ich auf die Wandtafel, die wir vor Jahren in der Küche angebracht hatten, um einander kleine Botschaften zu hinterlassen. Genau das sah ich dort nun: Es war eine neue Botschaft von Jesse an mich, die er kurz vor seinem Tod geschrieben haben musste:

Die Botschaft, in Jesses krakeligen Großbuchstaben, bestand aus drei kleinen Worten, aber sie waren groß genug, um eine ganze Welt zu verändern:

Fürsorgliche, heilende Liebe.

TEIL III | HEILUNG

KAPITEL ACHT

Eine Stiftung gründen

Die Botschaft am Himmel, die verkündete, dass Jesse und Jesus zusammen seien, und zwar zehn Minuten nachdem ich Jesse aufgefordert hatte, tatsächlich zu Jesus zu gehen, war kein Zufall – es geschah aus gutem Grund.

Jesses Botschaft der »fürsorglichen, heilenden Liebe« auf der Wandtafel in meiner Küche war ebenfalls kein Zufall – er schrieb sie aus gutem Grund.

Die Himmelsbotschaft schenkte mir Trost, Hoffnung und den Glauben, den ich brauchte, um weiterzuleben. Die Botschaft auf der Tafel gab mir einen Auftrag.

Die Struktur dieses Auftrags entwickelte sich mit der Zeit und mit der Hilfe und den klugen Ratschlägen anderer. Aber das Ziel meiner Mission war von Anfang an sehr deutlich: Es ging darum, Menschen aufzufordern, sich für Liebe zu entscheiden, indem sie Möglichkeiten fanden und einander mitteilten, wie man einander heilt, liebt und fürsorglich behandelt, damit unsere Wut niemals bis zu jenem

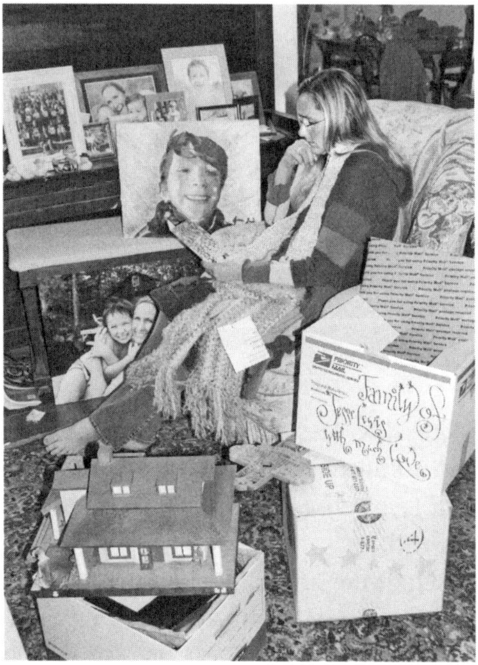

Einer von Tausenden von »Liebesbriefen« aus aller Welt

Punkt ansteigt, an dem wir uns selbst oder anderen wehtun wollen.

Als ich später darüber nachdachte, erkannte ich, dass ich schon am Tag von Jesses Beerdigung mit diesem Auftrag begonnen hatte.

Bei meinen Überlegungen, was ich in meiner Trauerrede wohl sagen könnte, um Jesse zu ehren, fiel mir ein Lieblingsgedicht von Mutter Teresa ein, »Trotzdem«, das in ihrem Kinderheim in Kalkutta an der Wand hing. Es heißt darin, dass man auch jene lieben soll, die einen schändlich oder unfreundlich behandeln. Das Gedicht von Kent M. Keith schien Jesses Lebenseinstellung genau auszudrücken und die Weise, wie er sein kurzes Leben geführt hatte. Ich las die wunderbaren, inspirierenden Worte bei seiner Beerdigung und bat dann alle, die zu diesem Gottesdienst gekommen waren, Jesse zu ehren, indem sie ganz bewusst Tag für Tag einen wütenden Gedanken in einen Gedanken der Liebe umwandeln – und sich stets für die Liebe entscheiden. Zwei Tage nach der Bestattung rief ein 66-jähriger Arzt, ein alter Freund meines Vaters, Dad an und sagte ihm, wie tief meine Worte ihn berührt hätten.

»David, mein ganzes Leben lang bin ich wütend gewesen«, gestand er. »Mir ist niemals eingefallen, dass ich auch eine andere Wahl treffen konnte. Doch jetzt weiß ich das, und seitdem hat sich mein Leben völlig verändert.« Der Arzt sagte zu Dad, dass er bereits Poster mit den Worten »Wählt Liebe« hatte ausdrucken lassen, die nun überall in seinem Büro an den Wänden hingen.

»Ich sage zu meinen Angestellten, meinen Patienten und allen anderen, die mir begegnen, dass sie sich für die Liebe entscheiden sollen, denn das ist etwas, wozu wir alle imstande sind. Wir haben die *Wahl.*«

Als Dad mir erzählte, wie tief meine Worte seinen Freund berührt hätten, dachte ich über die potenzielle Kraft dieser Botschaft nach. Wie viele Patienten verließen nun wohl die Praxis mit der Inspiration, von nun an ein von Liebe erfülltes Leben zu führen? Sie würden andere ebenso dazu anregen und so eine Art Dominoeffekt von heilender Liebe auslösen.

Diese Synergie von heilender Liebe, wie sie mir vorschwebte, ereignete sich bereits in unserer Stadt.

Es begann mit einer Handvoll von Briefen und Karten, die einfach an die »Leute in Sandy Hook« adressiert waren. Sie erreichten uns schon einen Tag nach der Tragödie. Innerhalb weniger Wochen musste die Post ein eigenes Sortierbüro und ein Lager einrichten, um die Tonnen von Briefen zu bewältigen, die nun aus der ganzen Welt nach Newtown strömten. Die Briefe kamen von Menschen aller Altersgruppen, aus allen Kulturen, Religionen und Lebenssituationen. Bis heute haben wir über 500 000 Briefe, Poster, Karten und Zeichnungen erhalten – ganz zu schweigen von den Skulpturen, dem Spielzeug, den Teddybären und zahllosen anderen Geschenken, die jetzt noch jeden Tag hier eintreffen.

Die Tausende von Briefen und Karten wurden in unserer Stadthalle ausgestellt, was zu einer immer größer werdenden Austellung in unserer Stadthalle wurde. Als ich sie zum ersten Mal besuchte, berührte mich diese Liebeserklärung an unsere kleine Gemeinde zutiefst. Am meisten aber rührte mich, dass die meisten dieser Sendungen von Kindern stammten. Sie waren schlicht, liebevoll und herzzerreißend aufrichtig, etwa die Zeichnung eines Erstklässlers von einem halb gegessenen Auflauf, umgeben von 26 brennenden Geburtstagskerzen. »Esst viel, dann geht es einem besser.« Oder das rosa Pappherz von den chinesischen Schulkindern, auf dem stand: »Gebt niemals auf. Lächelt. Wir lieben euch!« Oder das Poster aus Liberia, Westafrika mit den Handabdrücken von Hunderten von Kindern und der Botschaft »Eine Beileidskarte von den Kindern in Liberia an die Schulkinder von Sandy Hook«.

Ein Brief war an den Nordpol adressiert und von einem aufmerksamen Postbeamten nach Sandy Hook weitergeleitet worden. Es war die Wunschliste eines kleinen Mädchens namens Skylar. Sie schrieb, sie wünschte sich als einziges Geschenk, dass der Nikolaus die Menschen in Sandy Hook besuchte und sie wieder glücklich machte. Ein anderes Mädchen aus Neuseeland schrieb ein Gedicht und setzte ihre Telefonnummer darunter, falls jemand in Sandy Hook mit jemandem reden wollte.

Mich überwältigte das ungeheure Mitgefühl, das diese Kinder uns erwiesen. Ich erschauderte, wenn ich die Briefe jener las, die wie wir Gewalt in ihrem Leben erlebt hatten. Die Schüler der Columbine High School schickten uns ein Poster und erinnerten uns daran, dass wir nicht allein waren und ihre Gemeinde auch 14 Jahre nach dem eigenen Schulmassaker, bei dem 12 Schüler und ein Lehrer umkamen, immer noch bewusst an der Heilung arbeitete. In einem Brief neben diesem Poster schrieb ein kleines Mädchen namens Angela aus Illinois: »Ich finde es furchtbar, was bei euch passiert ist. Wer begeht so etwas Schreckliches? Auch hier in Illinois kommt es immer wieder zu Schießereien. Ich schicke euch Hoffnung! Es tut mir sehr leid, was euch zugestoßen ist.«

Und daneben hieß es in einem Brief aus einer kalifornischen Kleinstadt von einem Mädchen namens Jenna:

Wer immer diesen Brief bekommt, ich will sagen, wie schrecklich leid mir euer Verlust tut. Meine Gedanken sind bei euch. In meiner Heimatstadt Seal Bach ist im letzten Jahr etwas Ähnliches passiert. Wir haben an diesem Tag 12 Menschen verloren. Ich schicke euch frohe Gedanken und bete für euch. Ich weiß, wie schwer alles für euch ist. Wenn dies hilft, dann könnt ihr mir so viele Briefe schreiben, wie ihr wollt, falls ihr mit jemandem reden wollt, der euch in diesen furchtbaren Zeiten tröstet. Ich bin hier für euch. In Liebe, Jenna.

Auch unser privater Briefkasten auf der Farm war Tag für Tag voll von Briefen, Karten und Gedichten, die uns Trost, Liebe, Hilfe und Mut brachten. Schon der Gedanke, dass jemand sich die Zeit nahm, eine Karte zu kaufen, ein paar Worte zu schreiben, eine Briefmarke daraufzukleben und zur Post zu bringen, berührte mein Herz. Ich bezeichne alle Briefe, in denen Mitgefühl ausgedrückt wird, als »Liebesbriefe«, denn sie sind voller Empfindung und Liebe. Eines Tages kam bei uns ein dickes Notizbuch von einer Schulklasse in Alabama an. Die Schüler hatten in der Zeitung gelesen, wie Jesse seinen Klassenkameraden geholfen hatte. Darauf beschlossen sie, zu seinen Ehren immer wieder etwas Gutes zu tun. Ich schlug das Notizbuch auf und las Seite für Seite die simplen guten Taten, die diese Schüler vollzogen hatten:

»Ich habe meinen Freund besucht, als er krank war.«
»Ich habe für meine Mutter den Abwasch gemacht.«
»Ich habe ein Stück Papier aufgehoben, das ein anderer fallen gelassen hatte.«
»Ich hab einem Mädchen geholfen, ihren Spind aufzuschließen.«

Beim Lesen dieser liebevollen Aktionen der Schulkinder fiel mir die Rede von Präsident Obama zwei Tage nach der Tragödie wieder ein. Er hatte die Nation gefragt, ob wir genug tun würden, um unsere Kinder zu beschützen. Unserem Präsidenten zufolge lautete die Antwort darauf *Nein*.

Und er hatte recht. Wir taten nicht genug, um unsere Kinder zu beschützen und ihnen beizubringen, wie man einander umsorgt und beschützt – bei Weitem nicht genug. In dem Augenblick fiel bei mir der Groschen, und mein Auftrag stand unmittelbar deutlich vor mir. Ich musste eine Stiftung gründen, die Kindern half zu erkennen, welche Macht in ihnen lag, statt Hass oder Wut stets Liebe zu wählen.

Vielleicht, so dachte ich weiter, würde Jesses Botschaft in den Schulen am meisten nützen und die größte Wirkung haben. Wenn man Kindern beibringt, mit Wut besser umzugehen, und ihnen hilft zu verstehen und zu steuern, wie man negative Gedanken durch positive ersetzt, wenn man ihnen beibringt, andere Menschen freundlich und respektvoll zu behandeln, dann könnte ich dies als Auftrag annehmen und der Welt Jesses Botschaft bringen. Eltern wie Lehrer mussten ebenfalls diese Botschaft hören. Mehr als je zuvor war mir klar, dass wir alle gemeinsam daran zu arbeiten hatten.

Nicht viel später, so gegen Ende Januar, wenn der Winter immer endlos erscheint, ging ich mit einem ganz besonderen Geschenk zu Jesses Grab. Es war eine Schachtel mit »Botschaftssteinen«, die mir ein Freund, der schon vor Jahren gestorben war, vermacht hatte. Ich hatte sie in meinem Schrank aufbewahrt, weil ich nicht genau wusste, an welchem Ort sie am besten aufgehoben wären – doch jetzt wusste ich es. Ich wählte drei Steine aus dem Haufen aus: »Frieden«, Liebe« und »Glücklichsein«. Die waren für Jesse bestimmt. Ich behielt »Erfolg«, »Gesundheit« und »Chancen« für mich selbst und J.T. Sie würden bei unserer Heilung und meinem neu gefundenen Auftrag helfen.

Ich platzierte die Steine an den Rand von Jesses Grab und erzählte ihm von meinen Plänen für die Stiftung, die nach seiner Botschaft benannt würde. Anschließend legte ich mich in den Schnee neben dem Grab und machte ein Engelsbild in der Hoffnung, dass dies Vorbeigehende vielleicht aufheiterte.

Ich glaube, Jesse war mit meinem Plan einverstanden, denn als ich heimkam, machten J.T. und ich uns daran, ein paar von Jesses alten Telefonnachrichten zu speichern.

Schon bei der ersten hörten wir Jesse begeistert rufen: »He, Mom, he, J.T. ... lasst uns was *Tolles* machen!«

»Genau, Jesse«, versprach ich. »Genau so wird es!«

Kurz darauf geschahen zwei Dinge, die mir zu dem Namen für meine Stiftung verhalfen, die ich gründen wollte, sowie zu einem Forum dafür, wie ich sie weltweit bekannt machen konnte. Als Erstes wählte Sandy Hook inoffiziell ein neues Motto, das die Essenz von fürsorglicher, heilender Liebe und eine Bestätigung all dessen ist, für das ich mich in meiner Gemeinde hier und für die Zukunft einsetzen wollte: *Wir in Sandy Hook entscheiden uns für Liebe.*

Das zweite Ereignis war eine Einladung, vor der parteiübergreifenden Arbeitsgruppe »Verhütung von Schusswaffengewalt und Kinderschutz« zu sprechen. Dies war eine Gruppe von Abgeordneten, die man nach dem Massaker zu der Untersuchung berufen hatte, ob die bestehenden Gesetze geändert werden sollten. Themen der Versammlung waren Sicherheit in der Schule, seelische Gesundheit und Waffengewalt. Das schien mir ein idealer Ort, meinen Plan öffentlich anzukündigen.

Viele Eltern von Kindern, die getötet worden waren, hatten sich gemeldet, um auf dieser Versammlung zu sprechen, aber auch einige Einwohner von Newtown, die von dem Massaker betroffen waren. Daher wusste ich, dass es eine lebhafte Debatte über Waffenkontrolle geben würde. Viele Eltern in Sandy Hook hatten sich aktiv für eine Änderung der Waffengesetze auf bundestaatlicher und Landesebene ausgesprochen, darunter auch Neil. Soweit ich dies sah, arbeiteten sämtliche Eltern gemeinsam für ein Ziel – unsere Welt sicherer zu machen und dafür zu sorgen, dass sich so etwas nie wieder zutrug. Aber ich konzentrierte meine Energien darauf, andere etwas über Gewalt und Wut zu lehren, denn für mich hatte die Tragödie mit den wütenden Gedanken im Kopf des Amokschützen begonnen.

Mein Vater begleitete mich zu der Versammlung. Kurz nach meiner Ankunft erfuhr ich, dass ich als Erste das Wort hatte, gefolgt von mehreren Offiziellen. Wie ich vermutet hatte, entstand fast sofort eine leidenschaftliche Debatte über die Beschränkung von »kriegsähnlichen« Waffen, bei der mir etwas unbehaglich wurde. Konnte ich hier über Liebe reden, wenn alle anderen über Waffen diskutierten?

Ich wandte mich zu Dad und fragte: »Ich bin nicht sicher, ob dies das richtige Forum für Jesses Botschaft ist. Es scheint mir nicht der richtige Ort, um über heilende Liebe zu reden.« Mein Vater legte mir eine Hand auf die Schulter und schüttelte mich sanft. »Scarlett, diese Botschaft muss heute Abend hier gehört werden. Es ist genau der richtige Ort. Es ist wichtig, dass jeder in diesem Raum hört, was du zu sagen hast.«

Er hatte recht. Vor meiner Rede hing ich ein paar postergroße Fotos von Jesse vor das Rednerpult, damit jeder sehen konnte, was für ein Junge er war. Dann sprach ich ein kurzes Gebet, um den richtigen Ton zu finden, und setzte mich vor das Mikrofon.

Ich riet allen, sich für Liebe zu entscheiden und wüten-

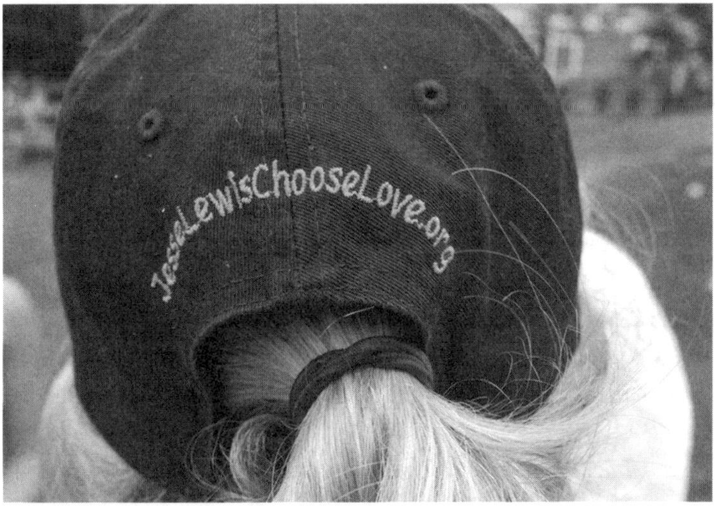

Die Botschaft von Jesses Choose Love Foundation

de Gedanken in liebevolle umzuwandeln. Ich sagte, was ich schon bei Jesses Trauerfeier gesagt hatte und wie es das Leben eines 66-jährigen Arztes verändert hatte. Dann erzählte ich ihnen von der Botschaft, die Jesse mir auf der Tafel in der Küche hinterlassen hatte, wie sie mich verändert hatte und warum ich nun glaubte, sie könne die Welt verändern und zu einem besseren Ort für unsere Kinder machen.

Ich glaube, dass Wut in unserer Gesellschaft ein großes Problem darstellt. Man legt keine Waffe auf jemanden an, wenn man nicht wütend oder hasserfüllt ist – oder selbst ein Opfer … unsere Kinder müssen lernen, dass man sich statt für Gewalt für Liebe entscheiden kann. Sie können sich für Dankbarkeit statt Anspruchsdenken entscheiden, und damit prägen sie eine glücklichere und gesündere Zukunft. Wenn ein Kind glaubt, es habe keinerlei Kontrolle über seine Wut, dann wird es im Laufe der Zeit zum Opfer von Gewalt. Die Mehrheit unter uns kann bewusst zwischen Liebe und Hass wählen, solange wir uns im Klaren sind, dass wir tatsächlich diese Wahl haben. Sie können sich auch für Dankbarkeit statt Anspruchsdenken entscheiden.

Ich bin dabei, eine Stiftung zu gründen, die den Namen »Jesse Lewis Choose Love Foundation« (dt.: Jesse-Lewis-Wählt-Liebe-Stiftung) trägt. Wir werden Kurse und Vorträge für Kinder über dieses Bewusstsein und darüber, dass wir alle die freie Wahl haben, veranstalten. Diese Entscheidung zwischen Wut und Liebe treffen wir alle, sobald wir morgens aufwachen. Wir treffen sie bei der Arbeit, zu Hause bei den Kindern, auf der Straße und in der Schule. Die meisten Menschen sind sich vermutlich nicht einmal bewusst, dass sie diese Entscheidung treffen.

Jesse hat irgendwann kurz vor seinem Tod eine Botschaft auf unsere Tafel in der Küche geschrieben. Die Botschaft stand da in der krakeligen Handschrift eines Sechsjährigen und wies auch Fehler auf. Sie lautete: Fürsorgliche, heilende Liebe. Diese tröstende und inspirierende Botschaft galt mir, meiner Familie und der ganzen Welt. Die Jesse Lewis Choose Love Foundation weist uns den Weg, wie wir Wut und Hass in unserer Gesellschaft in Liebe verwandeln können. Ich hoffe, Sie werden uns in diesem Bemühen unterstützen, denn ich glaube aufrichtig, dass wir gemeinsam diese Welt zu einem besseren Ort machen können. Gemeinsam können wir diese Tragödie in etwas verwandeln, das unser Leben verändert, das uns als Individuen und als Gesellschaft ermächtigt, uns stets für die Liebe zu entscheiden. Herzlichen Dank.

Als ich endete, wusste ich nicht, was passieren würde. Es herrschte völlige Stille im Raum. Ich sah meinen Vater an und erkannte, dass er trotz seines Lächelns Tränen in den Augen hatte. Einen Moment später erhoben sich alle in dem Raum langsam von ihren Plätzen und begannen zu klatschen. Sie klatschten und klatschten. Da kamen auch mir die Tränen.

Ich hatte gerade Jesses Botschaft in die Welt getragen, und meinem kleinen Sohn waren stehende Ovationen bereitet worden.

KAPITEL NEUN

Geteiltes Leid und Vergebung

Wenn es um Trauer und Leid geht, kommt niemand leicht davon. Und sicherlich bildete ich hier keine Ausnahme.

Nach der positiven Reaktion auf meine Rede vor dem parteiübergreifenden Ausschuss wollte ich mich mit aller Kraft in die Gründung meiner Stiftung werfen in der Hoffnung, so meinen Kummer zumindest teilweise zu lindern und die Trauergefühle in Energie für meinen neuen Auftrag umzuwandeln. Aber es waren kaum zwei Monate seit Jesses Tod vergangen, und an manchen Tagen brauchte ich all meine gesammelte Kraft, bloß um morgens aufzustehen.

Einen Trauerprozess kann man nicht abkürzen oder ignorieren, wie ich bald von Dr. Laura lernte. Sie sagte mir in einer Sitzung: »Kein Weg ist so unvorhersehbar wie die Trauer. Es ist wie ein Weg in einen dunklen Wald, in dem alles unvertraut ist, und man muss sich ohne Kompass durch diese Landschaft einen Pfad bahnen ... doch man muss die Düsternis durchqueren, um die andere Seite zu erreichen, zu heilen und sich vielleicht auch spirituell zu erneuern. Es gibt keinen anderen Weg aus dem Kokon der Trauer, man muss ihn sich erkämpfen.«

Zu den schwersten Schritten in diesem dunklen Wald und bei meinem Ausbruch aus dem Kokon der Trauer gehörten die Begegnungen mit den anderen Eltern, die ebenfalls an diesem Tag ein Kind verloren hatten.

Zwei Wochen nach der Tragödie trafen sich einige dieser Eltern zum ersten Mal. Bald entwickelte sich dies zu einer Gruppe, die sich alle zwei Monate zusammenfand, um einander Unterstützung zu geben. Das erste Treffen versäumte ich, weil ich mit J.T. in Orlando war. Das zweite verpasste ich fast.

Ich kam eine Stunde zu spät, und sobald ich die anderen trauernden Eltern auf der anderen Seite des Raumes sah, brach ich in Tränen aus und lief auf die Toilette. Dort setzte ich mich auf den Boden und weinte mindestens eine halbe Stunde lang, bis einer der Trauerberater mich aufsuchte, um mich zurück in den Raum zu holen. Ich war aber nicht sicher, ob ich es dort aushalten konnte. Es war sehr schwer für mich, meinen eigenen Kummer zu bewältigen, aber die Begegnung mit so vielen anderen, die genauso am Boden zerstört waren, schien mir gänzlich unmöglich. Ich schluchzte immer noch, als ich zum zweiten Mal eintrat. Einer der Väter und mehrere Mütter – von denen ich niemanden kannte – eilten auf mich zu und umarmten mich.

Als ich ihre Arme spürte, wusste ich, dass ich die richtige Entscheidung getroffen hatte, hierherzukommen. Ich hatte befürchtet, die Gegenwart von so vielen Eltern mit dem gleichen Schmerz würde meinen eigenen verstärken, aber das traf überhaupt nicht ein. Indem wir unseren Kummer als Gruppe teilten, linderte sich das eigene Leid, wenngleich nur ein wenig. Aber Gott weiß, jede Linderung war willkommen. Wir freundeten uns an, und ich fand in diesen Bindungen Trost. Wir gaben uns als Gruppe den Namen *Heilende Herzen*, denn genau das entwickelte sich zwischen uns. Wenn ich mich in dem Kreis der Eltern umsah, wusste ich, dass ich hier nichts zu erklären oder zu rechtfertigen hatte, nicht, warum ich immer noch mit Jesses T-Shirt auf dem Kopfkissen schlief, warum ich mich nach seinem Körperduft sehnte, warum ich es hasste, im Supermarkt einzukaufen, wenn fremde Augen meine sämtlichen Bewegungen verfolgten und meinen Gesichtsausdruck beobachteten, oder warum ich nach Zeichen von Jesse suchte, egal wo ich war oder was ich tat. Diese Menschen, meine neuen Freunde und Mittrauernden, begriffen es sofort – sie erlebten ja das Gleiche.

Der Eintrittspreis für unsere Gruppe war schmerzlich hoch, doch ich wünschte, ich könnte sagen, dass wir die Einzigen waren. Aber das traf nicht zu. Gott sei Dank setzten sich andere Menschen, die einen ähnlichen Albtraum durchgemacht und die gleiche Art von sinnloser, gewaltsamer Tragödie überstanden hatten, mit uns in Verbindung und boten uns Trost, Ermutigung und Rat.

Eine der ersten Aktionen, die unsere Gruppe unternahm, war eine Konferenzschaltung mit Eltern, die 1999 ihre Kinder bei der Schießerei in der Columbine High School verloren hatten, bei dem Massaker im Technischen College im Jahr 2007 und durch den Amokschützen im Kino von Aurora, Colorado, kaum fünf Monate vor der Sandy-Hook-Tragödie.

»Schaut euch um«, sagte einer von den Columbine-Eltern am Telefon. »Die Leute in eurer Gruppe werden euch für den Rest eures Lebens unterstützen und helfen. Lernt euch gut kennen. Nutzt jede Gelegenheit, um mit ihnen zusammen zu sein, denn das ist jetzt eure Situation.«

Für viele von uns bestand die größte Herausforderung in den ersten Wochen darin, einfach am Leben zu bleiben. Um ganz ehrlich zu sein, der Gedanke an Selbstmord kam mir in jenem ersten Monat ein paarmal flüchtig in den Sinn, und ich verstand jetzt zum ersten Mal, warum einige Menschen diesen Weg wählen. Der Schmerz war so gewaltig und die Situation so unlösbar, dass es oft schwierig war, sich ein Weiterleben auch nur vorzustellen. An einem jener ersten Tage saß ich am Computer und schrieb einen Brief an J.T. Ich wollte ihm sagen, falls ich sterben würde, so solle er wissen, wie sehr ich ihn liebte und dass es ihm wieder gut gehen würde und ich immer bei ihm sein würde. Ich hatte kaum die Hälfte verfasst, als der Text spontan vor meinen Augen gelöscht wurde. Ich glaube, Jesse mochte den Gedanken nicht, dass ich einen solchen Brief schrieb. Er wollte seinen Bruder beschützen und löschte den Text, damit J.T.

ihn niemals, niemals lesen würde. Und er gab mir auch zu verstehen: »Nein, Mom!«

So schmerzlich mein Kummer auch war, wie konnte ich Jesse und J.T. jemals erklären, dass ich einfach aufgeben wollte? Wir hatten in schwierigen Zeiten so viele Beispiele von erstaunlicher Kraft erlebt, dass ich diese Entscheidung einfach nicht treffen konnte. Als Jesse noch lebte, besuchten wir oft meinen Freund Bobby. Bobby hat ALS (Amyotrophe Lateralsklerose, auch Lou-Gehrig-Syndrom genannt, eine degenerative Störung des motorischen Nervensystems, A. d. Ü.) und ist am Rollstuhl gefesselt. Doch gleich, wie schwer sein Leben war, Bobby gab niemals auf, und Jesse liebte ihn für diesen Optimismus. J.T. und ich besuchten Bobby nach Jesses Tod. Sein Zustand hatte sich verschlechtert, sodass er sich kaum noch bewegen oder schlucken konnte. Aber selbst da sah er mir in die Augen und flüsterte: »Gib niemals auf. Du musst weiterleben. Du darfst *niemals* aufgeben!« Beim Verlassen des Krankenhauses drehte ich mich noch einmal zu Bobby um und versprach ihm genau das.

Bei der Gruppe *Heilende Herzen* weinten wir nicht bloß zuammen, wir dankten auch Gott und lachten – oft über den Wahnsinn unserer Situation oder Einzelheiten, die Menschen außerhalb dieser Gruppe niemals komisch finden würden.

»Neulich sagte eine nette alte Dame zu mir, sie wüsste, wie es sei, meinen Sohn verloren zu haben, denn sie habe vor ein paar Jahren ihren Hund verloren.« Das erzählte ich bei einem unserer Treffen. »Ich lächelte darauf und nickte verständnisvoll ... aber, ehrlich gesagt, am liebsten hätte ich ihr eine geknallt.«

Wir lachten über diese absurde Bemerkung.

Ich bin so dankbar für die Chance, die anderen Eltern kennengelernt zu haben, und dafür, dass es mir möglich wurde, mich ihnen zu öffnen, damit sie mich ebenfalls kennenlernen konnten. Es war ein großer Trost, über die nächsten Monate hinweg unsere Empfindungen auszutauschen und einander zu helfen, mit Situationen fertigzuwerden, die wir uns selbst in der extremsten Fantasievorstellung niemals hätten ausmalen können – etwa, was man mit dem Spielzeug und den Kleidern unserer Kinder machen sollte. Einige Eltern nähten aus den T-Shirts und Hosen ihrer Kinder eine Patchworkdecke. Wie sollte man reagieren, wenn der Schulbus vor dem Haus anhält, um dein Kind abzuholen, und dann plötzlich losbraust, weil dem Busfahrer eingefallen ist, dass das Kind, das er immer hier abgeholt habt, nicht mehr da ist?

Es dauerte nicht lange bis zu der Erkennnis, dass meine Wut, wie etwa in der Situation, als ich die alte Dame schlagen wollte, Teil des Schmerzes war. Teil der Trauer war aber auch, nicht vergeben zu wollen. Wem sollten wir schon vergeben? Also, zuerst einmal mussten wir uns selbst vergeben. Ich habe herausgefunden, dass Eltern, die ein Kind so plötzlich verlieren, stets von Schuldgefühlen verzehrt werden – für mich zumindest ist das Wut auf einen selbst –, und zwar wegen Dingen, die man entweder getan oder unterlassen hat. Es ist natürlich, für jede Süßigkeit, die man verweigert hat, sich schuldig zu fühlen, für jedes unfreundliche Wort. Die Schuld drückt das Gefühl aus, keine gute Mutter gewesen zu sein und zu wissen, dass es zu spät ist, sich für solche Unterlassungen zu entschuldigen. Gott sei Dank hatte ich schon früh die Entscheidung getroffen, jeden Augenblick mit meinen Söhnen zu genießen und ihnen bei jeder Gelegenheit, die sich bot, einen Kuss zu geben, daher weiß ich, dass ich Jesse so viel Liebe gegeben hatte, wie ich nur geben konnte. Aber in den ersten zwei Monaten nach seinem Tod suchte mich besonders eine Erinnerung heim. Ich hatte Jesse, was sehr selten vorkam, zur Strafe auf sein Zimmer geschickt und länger als üblich dort gelassen. Das war nur eine Kleinigkeit, aber ich musste immer wieder daran denken.

Es hat eine Weile gedauert, bis ich nach mehreren Diskussionen in der Gruppe und in der Therapie den Grund dafür erkennen konnte, warum ich die Szene immer wieder im Kopf abspielen ließ: Ich hatte mir selbst nicht verziehen. Ich wusste auch, dass ich meine Schuldgefühle bewältigen musste, um weiterleben und heilen zu können. Dazu musste ich mir selbst vergeben und akzeptieren, dass ich als Mutter zu jenem Zeitpunkt mein Bestes gegeben hatte.

»Solche Gedanken tauchen immer wieder auf, um uns zu quälen«, sagte ich in der Gruppe. »Aber wir können uns entscheiden, ihnen entweder nachzuhängen oder sie loszulassen und zu versuchen, sie durch eine freudvollere Erinnerung zu ersetzen. Das habe ich immer wieder versucht, und es hilft. Leicht ist es nicht. Es gibt dafür keine Zauberformel. Aber man kann jeden Tag versuchen, sich bewusst für positive, liebevolle Gedanken zu entscheiden. Für uns ganz besonders kann das zu einem lebenslangen Kampf werden. Aber es hilft uns bei der Heilung, damit wir wieder Frieden und einen Funken Lebensfreude in uns finden.«

Sich selbst zu vergeben ist das eine – aber der Person zu vergeben, die dein Kind getötet hat, ist etwas völlig anderes. Vielen Menschen scheint dies unmöglich. Ich selbst glaube, dass ich mich seit Jesses Geburt darauf vorbereitet habe.

An einem Punkt meiner spirituellen Reise las ich Immaculée Ilibagizas Buch *Aschenblüte*. Das war kurz nach Jesses Geburt. Es ist die Geschichte darüber, wie die Familie der Autorin zusammen mit einer Million anderer bei dem Völkermord in Ruanda 1994 umkam, wie sie selbst überlebte, sich von dem Trauma erholte und dann den Mördern ihrer Familie verzieh. Gegen Ende des Buches besucht sie den Mörder ihrer Mutter im Gefängnis, und man gibt ihr die Erlaubnis, die Rache ihrer Wahl an dem Mann auszuüben, der gefesselt und hilflos vor ihr auf dem Boden liegt.

Sie hätte ihn bespucken, treten oder sogar töten können, falls ihr danach zumute gewesen wäre. Stattdessen sah sie ihm in die Augen, berührte seine Hand und sagte: »Ich verzeihe dir.« Sie erklärt später, dass sie nicht mit dem Hass im Herzen weiterleben wollte. Um wieder glücklich zu sein, war ihre einzige Wahl, sich für Liebe zu entscheiden und dem Mann zu vergeben. Sie fügt hinzu, dass Vergebung der

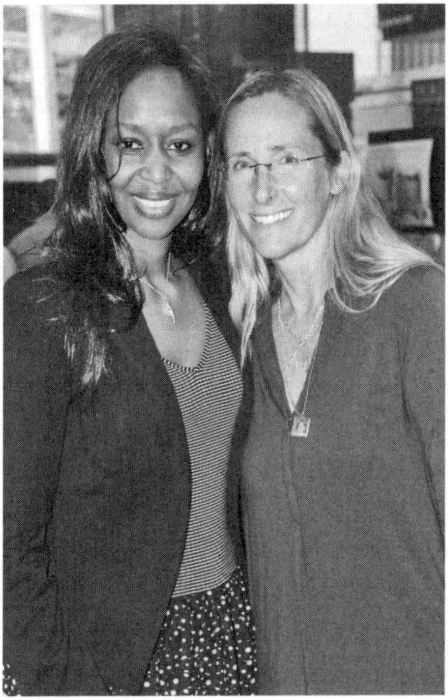

Mit Immaculée, deren Buch mich inspirierte, Vergebung zu üben

einzige Weg aus dem Kreislauf von Wut und Hass darstellt, der überhaupt zu dem Völkermord geführt hatte.

Ich kann mich erinnern, dass ich beim Lesen der Stelle in dem Buch, wo sie dem Mörder ihrer Mutter vergibt, voller Bewunderung für ihr Mitgefühl war, aber auch dachte, ich könne niemals jemandem vergeben, der einen meiner Angehörigen umgebracht hat, erst recht nicht eines meiner

Kinder. Sechs Jahre später stand ich vor einer ähnlichen Situation und zusammen mit vielen anderen Eltern vor einer ähnlichen Entscheidung.

Einige Leute in Sandy Hook hatten einen solchen Zorn auf den fraglichen jungen Mann, dass sie nicht einmal seinen Namen aussprechen wollten: Adam Lanza. Sie beharrten nicht nur auf ihrer unaussprechlichen Wut, sondern hassten auch seine Mutter Nancy, die er ebenfalls an diesem Tag umgebracht hatte.

Die meisten Menschen nehmen automatisch an, dass ich ebenso wütend auf Adam bin. Und ich gebe zu, es hat Augenblicke gegeben, in denen ich mir wünschte, er würde die gleichen Schmerzen erleiden, die er unseren Kindern und uns zugefügt hat. Aber in Wirklichkeit bin ich nie sehr wütend auf ihn gewesen – und ich weiß, dass das viele Menschen schockiert. Aber sobald ich erfuhr, was Adam getan hatte, kam mir der Gedanke, dass etwas sehr Grundlegendes mit ihm nicht stimmen konnte. Niemand bei rechtem Verstand konnte ein so entsetzliches Verbrechen begehen. Und falls er schwer gestört war, dann konnte ich nicht wütend auf ihn sein. Ich würde ihm vergeben müssen, und das habe ich auch getan. Inzwischen habe ich erfahren, dass Adam seit seiner Kindheit schwere emotionale und seelische Probleme hatte und oft von anderen gehänselt und tyrannisiert wurde. Ich meide es allerdings immer noch, irgendwelche Berichte über das Massaker zu lesen, und weiß daher nichts Genaues über das Ausmaß oder die Einzelheiten von Adams Problemen.

Ich suche hier nicht nach Rechtfertigungen, sondern nach Ursachen – und ich kann erkennen, wie Adams eigenen emotionalen Probleme und seine Wut darüber, Opfer zu sein, dabei eine Rolle spielten, dass er unsere Kinder auf so schreckliche Weise zu Opfern machte. Wenn wir verstehen, was bei Adam falsch lief, können wir hoffen, eine so schreckliche Gewalttat in Zukunft zu verhindern. Das ist jedenfalls mein Ziel.

Ich habe oft mit J.T. darüber gesprochen, wie man Mitgefühl in sich findet, wie man Vergebung übt und versucht, den vermutlichen Schmerz anderer zu begreifen, wenn sie aus Wut um sich schlagen. Selbst in meinem Buch *Rose's Foal* sagt die Mutterstute dem kleinen Hengst, dass wir uns vorstellen müssen, mit den Hufen anderer zu laufen, um zu begreifen, wie diese sich fühlen.

Wenn man mich daher fragt, wie ich dem Mann verzeihen kann, der mein Kind umbrachte, sage ich stets: »Adam zu hassen bringt mir mein Kind nicht zurück. Es würde mir bloß schaden und weiteren Hass und Wut erzeugen.«

Wenn wir jemandem vergeben, dann tun wir das für alle anderen.

Wir üben für die ganze Welt und für unsere Zukunft Vergebung aus. Wir tun es für unsere Kinder. Aber vorwiegend tun wir es für uns selbst.

KAPITEL ZEHN

Trauma und Einsichten

Beten hat mich schon immer getröstet. Als ich nach der Tragödie mehr als je zuvor Trost suchte, betete ich mehr als je zuvor. Aber das war für mich nichts Neues. Beten war immer ein guter Weg für mich und meine Söhne gewesen, um über uns selbst hinauszublicken, Dankbarkeit für viele Dinge auszudrücken und um Rat und Hilfe zu suchen. Aber es bedeutete auch, in sich hineinzuschauen, Stille im Herzen zu erzeugen und Frieden und Ruhe in unser hektisches Leben zu bringen.

Beten bedeutet für mich die Akzeptanz, dass es ein höheres Wesen und einen Masterplan gibt und dass ich bedingungslos geliebt werde.

Ich hatte meine Gebete immer vorwiegend direkt an Gott gerichtet und an seinen himmlischen Sohn Jesus. Seit meiner mystischen Fußwaschungszeremonie mit Dr. Laura schließe ich auch Mutter Maria ein. Maria war eine Mutter mit dem Herzen einer Mutter, das genau wie meines verwundet wurde. Sobald ich begann, Maria um Trost zu bitten, spürte ich ihre ständige Gegenwart wie eine Hand, die jemand sanft auf meine Schulter legt. Maria hilft mir in meinem Kummer.

Ich las damals auch Immaculées anderes Buch, *Our Lady of Kibeho,* und begann, den Rosenkranz der Sieben Leiden zu beten, eines der Gebete, die Immaculée durch ihr eigenes Leid geführt haben. Die Sieben Leiden stellen die sieben größten Schmerzen dar, die Maria nach der Geburt von Jesus erlitten hat, wie seine Folterung und seine Hinrichtung. Beim Beten dieses Rosenkranzes kann ich mich mit Marias Leid identifizieren und finde Trost darin, dass sie auch meinen Kummer kennt. Für mich symbolisiert Maria das Leiden aller Mütter, die ein Kind verloren haben. Meine enger werdende Bindung an sie und mein neues Verständnis von der Würde und Stille, mit der sie trauerte, halfen mir in meinem Kummer und helfen mir heute noch.

Dazu wünschte ich mir den Trost einer betenden Gemeinde – aber ich fand es sehr schwer, eine Kirche zu betreten. Die Angst, vor all den wohlmeinenden Gemeindemitgliedern mit ihren besorgten Mienen und aufmunternden Worten schluchzend zusammenzubrechen, hielt mich zurück, einen Gottesdienst zu besuchen, der mich vielleicht inspiriert und ermutigt hätte.

Doch eines Sonntagmorgens hatte ich ein besonders starkes Bedürfnis nach spiritueller Erbauung und raffte meinen Mut zusammen, um einen Gottesdienst zu besuchen. Ich kam bis zum Parkplatz vor der Kirche. Meine Nachbarin Roberta saß schon drinnen in der Hoffnung, ich würde mich zu ihrer Familie auf die Kirchenbank setzen, aber ich blieb im Auto und weinte. Schließlich schickte ich ihr eine SMS: »Ich kann nicht, Roberta. Kannst du später bei mir vorbeikommen, und wir lesen gemeinsam in der Bibel?«

Dann steckte ich den Schlüsel in das Zündschloss und bat Maria um Hife und Rat. Da kam mir ein Gedanke: *Ich bin genau die Art von Mensch, die Jesus in seiner Kirche willkommen heißt – jemand, dessen Geist gebrochen ist.* Dann überlegte ich, dass die Predigt wohl bereits begonnen hatte und ich unbemerkt hineinschlüpfen und mich irgendwo hinten hinsetzen konnte, wo ich ungestört sein würde.

Ich betrat die Kirche, setzte mich auf die hinterste Bank und hörte dem Pastor zu, aber die Predigt sagte mir überhaupt nichts. Dann nahm ich mir ein Exemplar des Kirchenblattes – keine gute Idee, denn ich sah eine Mitteilung für Eltern über die Sonntagsschule für Kinder, die gleiche Sonntagsschule, die Jesse so gern besucht hatte. Da brach ich wieder in Tränen aus.

Genau in diesem Moment tauchte Roberta neben mir auf, setzte sich und reichte mir eine Packung Taschentücher. Dann schlug sie ihre Bibel auf.

»Ich weiß, dass du heute gekommen bist, um etwas zu hören, das dir hilft. Und jetzt denkst du, das ist nicht geschehen«, sagte sie. »Aber schau dir das hier an.«

Sie reichte mir die aufgeschlagene Bibel und deutete auf Römer 12:2, einen Text darüber, wie man Gedanken verändern kann. Es war genau das, was ich jetzt brauchte: »Und stellet euch nicht dieser Welt gleich, sondern verändert euch durch Erneuerung eures Sinnes, auf dass Ihr prüfen möget, welches da sei der gute, wohlgefällige und vollkommene Gotteswille.«

Langsam fand ich einen Weg durch meinen Kummer in meiner Gruppe *Heilende Herzen*, mit Therapiestunden bei Dr. Laura und in konventioneller Therapie – aber ich wusste, ich musste tiefer gehen. Nach der Tragödie blitzten immer wieder, Tag und Nacht, gewalttätige Bilder in meinem Kopf auf, die ständig schlimmer wurden.

Im Februar begann ich daher eine seltsame und wunderbare Reise in die Welt der »alternativen« Therapien, die mir einen völlig neuen Weg eröffneten.

Als Erstes probierte ich auf Ashlys Vorschlag hin Reiki aus. Dies sei eine Art »Handauflegen«, die ein japanischer Mönch entwickelt hatte, wie Ashly erklärte. Es würde Blockaden der Lebensenergie auflösen und diese wieder zum Fließen bringen. Dabei lag ich mit geschlossenen Augen auf dem Tisch, während der Reikimeister seine Hände über mich hinweggleiten ließ, aber ohne mich zu berühren. Ich spürte, wie mir ein Schauder den Rücken herablief. Dann durchflutete eine warme, fließende Energie meinen gesamten Körper.

An einem Punkt hatte ich das Gefühl, als würden mein Verstand und meine Seele irgendwo in den Weltraum katapultiert. Ich schwebte an »Wesen« vorbei, die nur aus Licht bestanden, und erkannte sie als die Seelen der Kinder aus der Schule. Dann ließ ich sie hinter mir, und es fühlte sich an, als würde mein physischer Körper über dem Tisch schweben, während ich tiefer in den Weltraum flog. Ich sah einen Ring aus verschwommenen Sternen um einen schwarzen Kreis, der vielleicht den Eingang zum Himmel darstellte, und fragte mich, ob das mein Ziel war. Ich hätte nichts dagegen gehabt, denn alles fühlte sich so friedlich an. Als ich die Augen öffnete, spürte ich weiterhin diesen Frieden. Dieses Wohlgefühl dauerte tagelang an.

In derselben Woche probierte ich zum ersten Mal Hypnose aus. Ich hatte eine Sitzung bei Judith vereinbart, die ich sechs Jahre zuvor, nach Jesses Geburt, als Coach aufgesucht hatte, als ich einschneidende Veränderungen in meinem Leben vornehmen wollte. Mir gefiel an ihr besonders gut, dass sie sehr spirituell veranlagt war, aber auch sehr zielgerichtet jemanden zur Heilung anregen konnte. Gegen Ende meiner Sitzungen bei ihr damals gab sie mir jedes Mal »Hausaufgaben«. Jetzt glaubte ich, Judiths kraftvolle Gegenwart zu brauchen, um weiter zu heilen.

Judith kam zu mir nach Hause und verschwendete keine Minute, um gleich zum Kern vorzustoßen.

»Sag mir, was ich tun soll«, bat ich sie, »damit ich mich weiterentwickeln kann. Sag mir, was ich tun muss, und ich tue es.«

Sie erklärte, Hypnose könne mich in verschiedene Richtungen führen, und bot mir mehrere Möglichkeiten an, darunter eine, bei der ich Jesse sehen und mit ihm kommunizieren könne.

»Das will ich«, sagte ich, ohne zu zögern.

Ich legte mich aufs Sofa und schloss die Augen. Judith versetzte mich unmittelbar in einen entspannten, hypnotischen Zustand. Nach wenigen Momenten sah ich Jesses Gesicht so deutlich in allen Einzelheiten vor mir, als würde er leibhaftig vor mir stehen. Was war ich aufgeregt! Es war das erste Mal seit seinem Tod, dass ich ihn so deutlich mit meinem inneren Auge wahrnehmen konnte. Dann glaubte ich plötzlich, mich durch einen dunklen Tunnel zu bewegen, der in einem Kreis mit kaleidoskopisch bunten Farben endete. Wieder sah ich Jesses Gesicht, umringt von den Gesichtern der anderen Kinder. Jesse sah aus wie immer im Leben – fröhlich und lachend. Auch die anderen Kinder lachten, und ich freute mich, dass Jesse so viele Spielkameraden hatte und viel Spaß zu haben schien.

Aus dieser Sitzung wachte ich mit einem starken Gefühl von Erleichterung auf! Ich fühlte mich so gut, als hätte ich ihn tatsächlich gesehen, und auch, weil er so glücklich war, wie er nur sein konnte. Mein Jesse!

Dieses glückliche Bild, riet Judith, könnte ich mir beim nächsten Mal, wenn die schrecklichen Bilder vor meinem inneren Auge auftauchten, vorstellen, um damit die bösen Eindrücke zu vertreiben.

Aber selbst die gewonnene Erleichterung löschte nicht die scharfen, schmerzhaften Bilder der Schießerei aus, die sich mir immer wieder aufdrängten. Sie schwächte auch nicht deren Macht, mich im Wachzustand wie im Schlaf heimsuchen zu können. Ein Freund der Familie und Veteran, der kurz vorher aus dem Krieg zurückgekommen war und von ähnlichen inneren Schreckensbildern heimgesucht wurde, empfahl mir, einen Experten für posttraumatische Belastungsstörung (PTBS) aufzusuchen. Er sei dabei mit einer Technik behandelt worden, die als EMDR (*Eye Movement Desensitization Reprocessing* – Augenbewegungs-Desensibilisierung und Wiederaufarbeitung) bekannt ist, eine Art Psychotherapie, die oft bei der Behandlung von Soldaten oder anderen nach traumatischen Erlebnissen angewendet wird.

Ich hatte keine Ahnung, was ich zu erwarten hatte, als ich zu meiner ersten Sitzung mit einer EMDR-Therapeutin fuhr, einer Frau namens Sherri Rainingbird. Ich beschrieb ihr die unvermittelt auftauchenden Schreckensbilder von extremer Gewalt, die ständig auf mich einstürmten. Ich erzählte ihr auch von meinem emotionalen Schmerz und den stechenden körperlichen Schmerzen, mit denen ich jeden Morgen wach wurde, und dass ich Tabletten einnahm, um einzuschlafen und auch durchzuschlafen.

»Sie haben die klassischen PTBS-Symptome«, sagte sie. »Es ist das gleiche Trauma, das Soldaten oft nach Kampfeinsätzen erleben.«

Sie erklärte, dass mein Verstand und mein Gehirn in einem Zustand panischer Erwartungshaltung verharren würden, daher wachte ich immer mit dem Gefühl auf, angeschnallt in einem Auto zu sitzen, das kurz darauf in eine Mauer rasen würde. Da mein Körper ständig von Adrenalin überschwemmt sei, sei es kein Wunder, dass ich Schlafprobleme habe.

»Wir müssen Ihr Gehirn umprogrammieren«, sagte Sherri.

Sie wies mich an, mich zu entspannen und tief durchzuatmen und an die erschreckenden Dinge zu denken, die mich so plagten. Dabei sollten meine Augen ihrem Finger folgen, den sie vor meinem Gesicht hin- und herbewegte.

Ich stellte mir den Korridor in der Schule am Tag der Schießerei vor ... und dann den Amokschützen mit seinem Gewehr ... und das Blut, rotes Blut überall ... ich sah nur noch Rot ...

»Was sehen Sie?«, fragte sie.

Ich berichtete es ihr, während meine Augen ununterbrochen dem Finger vor meinen Augen folgten: links, rechts, links, rechts, bis alles zu verschwimmen begann und ich die Augen schließen musste. Als ich sie wieder öffnete, begannen wir erneut, aber diesmal sah ich das Rot, das vorher alles ausgeblendet hatte, nur noch auf der unteren Hälfte des Bildes vor meinem inneren Auge. Wir wiederholten die Übung mehrere Male – während ich tief und regelmäßig atmete, visualisierte und ihrem Finger mit den Augen folgte, bis ich die Augen schloss und wieder öffnete. Irgendwann geschah etwas Erstaunliches: Das Bild, das mich so mitgenommen hatte, verschwand und wurde durch etwas völlig anderes ersetzt.

»Ich sehe ein helles Licht von oben«, sagte ich zu Sherri. »Und ich sehe alle Kinder, wie kleine Geister, die durch diesen wunderbaren Tunnel aus Licht nach oben fliegen.«

Sherri bewegte weiterhin ihren Finger vor meinen Augen

hin und her und wies mich an, die Augen zu schließen und zu beschreiben, was ich sah.

Das nächste Bild verblüffte mich – es sah aus wie die dunkle Gestalt auf dem Bild, das Jesse kurz vor seinem Tod in der Schule gezeichnet hatte, dasjenige, auf dem er sich selbst Flügel gegeben und das Gesicht der dunklen, bedrohlichen Gestalt, die vor ihm stand, mit Strichen überdeckt hatte.

»Da ist die dunkle Gestalt«, sagte ich.

»Wer ist das?«

»Es ist Adam. Ich sehe aber immer noch das helle Licht direkt über ihm.«

»Was soll mit dieser dunklen Gestalt geschehen?«, fragte Sherri.

»Ich möchte, dass er ins Licht geht, durch den Tunnel, in den die Kinder gegangen sind.«

»Dann lassen Sie ihn genau das tun.«

Und so geschah es. Ich stellte mir vor, wie die dunkle Gestalt in dem Tunnel hochstieg, bis das strahlende Licht sie umgab. Mein Kopf wurde darauf von funkelndem hellem Licht erfüllt, und als ich die Augen wieder öffnete, wusste ich, dass sich in mir etwas verändert hatte. Als ich die Augen wieder schloss, sah ich ein weißes, leuchtendes Kreuz im Raum schweben. Ich sah Sherri an – sprachlos. Es war ein profundes Heilerlebnis. Ich hatte gerade den schlimmsten Gedanken, den ich mir jemals vorstellen konnte, durch etwas Leuchtendes und Schönes ersetzt. Nach dieser Sitzung lösten sich die Bilder, die mich wochenlang heimgesucht hatten, in ein paar flüchtige, schwache Gedanken auf.

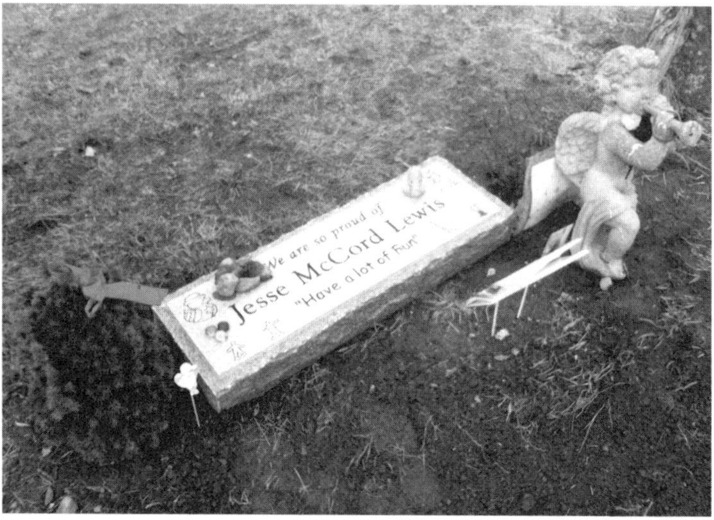
We are so proud of
Jesse McCord Lewis
"Have a lot of Fun"
Soldaten, eine Ente und ein Engel auf Jesses Grabplatte

Ich war von einer ganz neuen Leichtigkeit des Seins erfüllt, als ich Sherris Büro verließ, und fuhr zum Friedhof, wo ich mich mit J.T., meinem Vater, Mom und Bob verabredet hatte, um zuzusehen, wie Ned, der Steinmetz, die Grabplatte auf Jesses Grab setzen würde. An den Ecken des Steins saßen oben eine kleine Ente und ein Engel. Unten war eine Reihe Soldaten eingraviert. Die Inschrift lautete:

Wir sind sehr stolz auf
Jesse McCord Lewis,
»Viel Spaß«

Erstaunlicherweise musste ich lächeln, als ich den Stein sah und wie schön er geworden war. Zum Lächeln brachte mich auch der Anblick meiner Eltern, die nebeneinanderstanden, was ein kleines Wunder bedeutete. Sie hatten sich seit ihrer Scheidung vor mehr als 25 Jahren kaum jemals gesehen oder ein Wort miteinander gewechselt. Ein Vierteljahrhundert lang hatten sie sorgfältig jede Begegnung vermieden, ob bei meiner Abschlussfeier im College, bei Hochzeiten, Geburtstagen oder den Geburten ihrer Enkelkinder, damit sie einander bloß nicht sahen. Aber hier standen sie heute, gemeinsam, für J.T. und mich – und Jesse.

Und das war ein Fortschritt. Auch das war Heilung. Danke, Jesse!

Ich selbst spürte ebenfalls, wie mein Herz langsam heilte. Mein Kopf hatte sich ein wenig aus der Dunkelheit der Verzweiflung gehoben, und ich sah ein schwaches Licht in der Ferne.

Ich legte den Arm um J.T.s Schultern, währen Ned sorgfältig letzte Hand an Jesses Grabplatte anlegte. Ich hatte meinen eigenen Weg zur Heilung gefunden und die ersten Schritte bewältigt, aber J.T. war nach ein paar gescheiterten Therapiestunden sehr frustriert und hatte seinen Weg noch nicht gefunden. Er litt sehr, das konnte ich erkennen, aber ich wusste nicht, wie ich ihm helfen konnte.

Gott sei Dank war Hilfe schon unterwegs und würde bald an unserer Tür auf der Farm anklopfen.

TEIL IV

ES GEHT VORAN

KAPITEL ELF

Helfende Hände

Mein Trauma klang nach und nach ab, sodass ich ein wenig besser über den Tag hinaus in die Zukunft blicken konnte.

Bald sollte der Tag kommen, an dem ich Jesses Etagenbett verschenken konnte – was einen riesigen Schritt für mich bedeuten würde. Jesse hatte es wie neu von J.T. übernommen, aber kaum jemals benutzt, daher schenkte ich es einem Freund, der zwei Söhne hatte, mit denen Jesse immer gut ausgekommen war. Jesse hätte das gefallen. Doch ehe die Betten in ihr neues Zuhause umzogen, fand ich in der Ritze zwischen der Matratze und der Wand weiteres Spielzeug von Jesse und einen seiner Schlafanzüge. Das war für mich jetzt wie ein Geschenk von ihm.

An jenem Tag war meine Freundin Jen bei mir, um mir zu helfen, Jesses Besitztümer auszusortieren, die Kisten mit Spielzeug und die Zeichnungen und Karten, die überall im Haus zu finden waren. Wir unterhielten uns dabei über die alternativen Therapien, mit denen ich mich beschäftigte.

Sie fragte mich, ob ich schon von Tapping gehört hätte. Ja, ich hatte davon gehört. Tapping, auch bekannt als EFT beziehungsweise Techniken der Emotionalen Freiheit, ist eine Kombination aus Akupressur und psychologischer Behandlung. Man klopft dabei mit dem Finger auf die Hauptenergiepunkte, die Meridiane des Körpers, während man gleichzeitig laut positive Bestätigungen ausspricht. Ziel ist es, negative Gedankenmuster oder Gefühle durch positive zu ersetzen. Ich hatte es vor ein paar Jahren schon einmal ausprobiert mit dem Ziel, mehr Geld zu verdienen und abzunehmen, hatte aber damals keine unmittelbaren Resultate erzielt und das Interesse daran verloren.

»Na, vielleicht versuchst du es noch mal«, meinte Jen. »Ich kann mit Nick Ortner verabreden, dass er dich noch *heute Abend* besucht.«

Nick war ein bekannter Tapping-Experte. Wie sich herausstellte, wohnte er in Newtown und hatte seit jenem schrecklichen Dezembertag in Sandy Hook mit mehreren Eltern Tapping-Sitzungen abgehalten. Jen kannte einen von Nicks Freunden, und so ergab es sich, dass nur wenige Stunden später Nick und seine Kollegin Dr. Lori Leyden, eine Psychotherapeutin und ebenfalls EFT-Praktikerin, vor meiner Tür standen.

Innerhalb weniger Minuten unterhielten wir uns wie alte Freunde. Nick scherzte in Anspielung auf die Motivationsbücher, die überall in meinem Wohnzimmer herumlagen, er fühle sich wie zu Hause. Viele dieser Bücher waren von demselben Verlag, in dem auch Nicks Buch bald erscheinen würde. Wir empfanden sofort eine starke Verbundenheit.

Ich habe schon öfter erwähnt, dass ich nicht an Zufälle glaube, daher bin ich überzeugt, dass die Begegnung mit Nick und Lori an diesem Abend kein Zufall war – sie waren beide aus einem bestimmten Grund in mein Leben getreten, und nicht nur, um mir bei meiner Heilung zu helfen. Ich hatte das Gefühl, dass Jesse sie auch aus einem anderen Grund in mein Haus geführt hatte. Nun wartete ich lächelnd darauf, wie sich alles erklären würde.

In dem Moment bemerkte Lori, dass ich auch Bücher von Immaculée hatte. Sie erzählte mir, dass sie in den vergangenen fünf Jahren viel Zeit in Ruanda verbracht habe, um den Überlebenden des Völkermords zu helfen, die zur Zeit der Massaker noch Kinder waren und jetzt, als junge Erwachsene, immer noch mit dem Trauma rangen.Viele hatten mitangesehen, wie ihre Eltern abgeschlachtet wurden. Anschließend waren sie völlig auf sich gestellt zurückgeblieben. Die meisten haben nie wieder eine Schule besucht, weil sie oft die jüngeren Geschwister allein großziehen mussten.

Ja, Trauma ... J.T. und ich hatten Hilfe von unserer Familie und Freunden – wir waren von geliebten Menschen umgeben, die uns Essen brachten, uns bekochten, die Arbeit auf der Farm übernahmen und J.T. mit ins Kino nahmen, auf den Rummel oder zu Fahrradtouren. Diese Kinder in Ruanda hingegen versuchten, ohne jedwede Hilfe ihr Leben zu bewältigen!

»Es ist aber erstaunlich, wie ein wenig Liebe und Mitgefühl und die richtigen Hilfsquellen das Leben dieser Menschen verändern können, die so schwer traumatisiert wurden«, sagte Lori. Ich bemerkte, wie erschüttert J.T. von Loris Schilderungen war, was sie in Ruanda erlebt oder gehört hatte. Aber nun wurde es Zeit für unsere erste Tapping-Sitzung, daher redeten wir über etwas anderes.

Ehe wir anfingen, erklärte Nick, wie es funktionierte. Wenn sich unsere Gedanken auf ein traumatisches Ereignis konzentrieren, wird die Amygdala aktiviert, jener Teil im Gehirn, der Stresshormone für unsere Kampf-oder-Flucht-Reaktion freisetzt. Wenn wir daher gedanklich in einem Trauma aus der Vergangenheit oder Gegenwart verharren, leben wir in einem andauernden Zustand von Stress und Angst. Durch das Tapping werden beruhigende Signale ans Gehirn geschickt, die uns mitteilen, dass die Gefahr vorbei ist und wir nun sicher sind. Da wir beim Klopfen auf die Energiepunkte des Körpers laut über das erlittene Trauma sprechen, können wir das Gehirn umprogrammieren und die Weise verändern, wie dieses traumatische Ereignis auf uns wirkt. Mit anderen Worten, wir beginnen, uns davon zu erholen.

Nick und ich saßen nebeneinander auf dem Sofa. Er forderte mich auf, mich zu entspannen, die Augen zu schließen und über das Ereignis und die Gefühle zu sprechen, die mich am stärksten belasteten. Mein Vater und J.T befanden sich ebenfalls im Raum, und wir alle rechneten damit, dass ich über das Trauma in der Feuerwache oder meine Trauer über den Verlust von Jesse reden würde. Aber sobald ich die

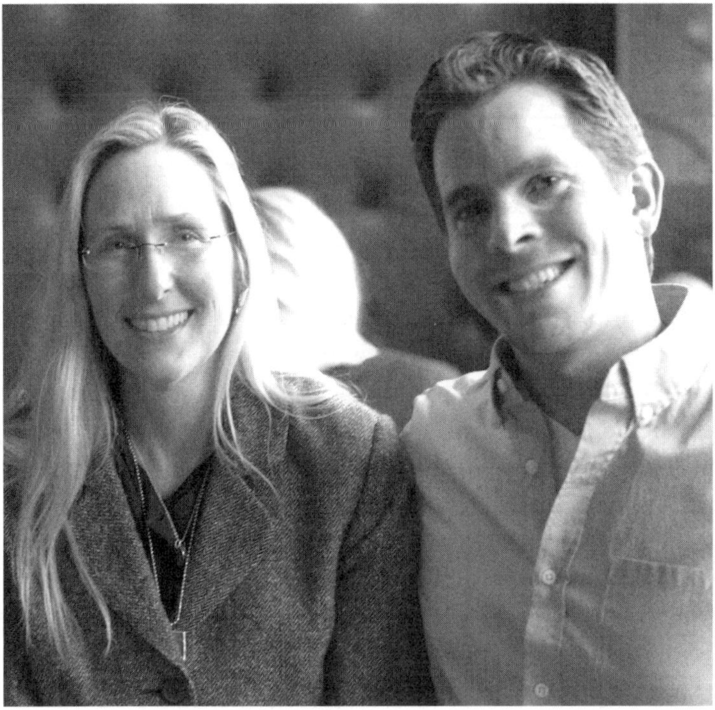

Der Tapping-Experte Nick Ortner, der mir bei meiner Heilung half

Augen schloss, tauchten andere Gefühle auf. Meine Finger ballten sich zur Faust und pressten sich fest in meine Handflächen.

»Was fühlst du?«, fragte Nick, der meine Fäuste bemerkte.

»Ich bin so *wütend*!«

»Okay«, erwiderte Nick. »Auf wen bist du wütend?«

Es überraschte mich selbst, als ich Nick daraufhin eine banale negative Episode schilderte, die mich aber sehr aufgeregt hatte. Vermutlich blickten die anderen im Raum einander überrascht an, aber ich behielt die Augen geschlossen und kann das nicht mit Sicherheit sagen. Hier saß der führende EFT-Experte des Landes in meinem Wohnzimmer, und ich wählte als Trauma eine geringfügige Beleidigung statt den Verlust meines geliebten Sohnes in einem der schlimmsten Schulmassaker in der amerikanischen Geschichte. Was zum Teufel ging hier vor sich?

Nick ist ein Genie, wenn es um Emotionen geht, und er blickte sofort hinter meine Wut. Vielleicht, so schlug er vor, konzentrierte ich mich auf diese Wut, weil ich die volle Realität von Jesses Tod einfach noch nicht ertragen konnte? Vielleicht könnte ich dieser anderen Person verzeihen und fortschreiten?

Ich öffnete die Augen und sah ihn an, während ich weiterhin auf den Energiepunkt auf meinem Kopf klopfte. Dann musste ich lächeln.

Er hatte natürlich völlig recht. Ich hatte es geschafft, dem Mann zu vergeben, der meinen Sohn umgebracht hatte – aber trug einen so heftigen Groll auf jemanden in mir, der mir viel weniger angetan hatte, als habe er mir ein Messer in die Brust gestoßen.

Nick hatte mich an das wichtigste Element beim Verzeihen erinnert. Vergebung ist ein Akt, den wir für uns selbst leisten. Wir klopften uns durch meine Wut auf diese Person, und bald darauf war sie verschwunden, und ich hatte sie überwunden! Und nun, meinte Nick, sei ich frei, mich mit den wichtigeren Problemen zu befassen. Dr. Laura hätte es so ausgedrückt, dass es an der Zeit sei, mich dem heiligen Akt des Trauerns – und des Heilens – zu widmen.

Zur nächsten Tapping-Sitzung kam Lori allein. Sie erklärte, dass mein Trauma und mein Kummer getrennt voneinander behandelt werden müssten, genau so, wie wir in der vorangegangenen Sitzung meine Wut behandelt hatten. Um zu meinem Kummer durchzustoßen, mussten wir zuallererst das Trauma Schicht für Schicht bearbeiten. Ich sei körperlich immer noch unter Schock über den Verlust von Jesse, meinte sie, und das produziere im Körper Stoffe, die meinen Kummer überlagerten und die Verarbeitung erschwerten. Ich verstand und akzeptierte beeindruckt ihre Kenntnisse und ihre Weisheit, denn sie war die einzige Therapeutin, die mir dies hinreichend erklärt hatte.

Es dauerte mehrere Sitzungen, um die einzelnen Schichten abzutragen, ehe Nick und ich schließlich zum Tag der Schießerei kamen, zum Tag in der Feuerwache. Ich klopfte mich durch das Trauma an jenem Tag und dann ... ereignete sich wieder etwas Überraschendes. Nick leitete mich sanft immer tiefer in meine Gefühle, die ich an jenem Tag erlebt hatte, bis wir an einem Ort in meinem Kopf und meinem Herzen angelangten, wo immer noch Hoffnung herrschte, die Hoffnung, dass nichts, was ich an jenem Tag erlebt hatte, wahr war. Auch als man mir sagte, Jesse sei tot, als ich ihn im Sarg sah und seine kalte Hand hielt, hatte ich mich immer noch an die Hoffnung geklammert, dass dies alles nicht wahr sei.

Hoffnung ist an sich etwas Gutes, vielleicht das Beste von allen Gefühlen. Aber wenn sie uns von der Wirklichkeit abschirmt, die wir akzeptieren *müssen*, trifft das nicht zu. Um zu heilen, musste ich die Realität tief in mir akzeptieren.

Nick und ich klopften gemeinsam und erkannten an, dass Jesse nie wieder kommen würde, dass sein Körper tot war und ich diese Tatsache nun voll und ganz akzeptierte.

»Ich spüre einen starken Schmerz in der Brust«, sagte ich zu Nick, »so als hätte ich einen Stein geschluckt, der nun in meinem Herzen festsitzt.«

»Dann lass uns diesen Stein aus deinem Herzen herausklopfen«, erwiderte Nick, »und ihn durch eine Feder ersetzen.«

Wir klopften dazu, dass Jesse körperlich vielleicht tot, aber seine Seele im Himmel war und dass sein Geist mich weiterhin umgab. Wir klopften auch dazu, dass ich wusste, ich würde ihn eines Tages wiedersehen. Wir klopften dazu, dass ich dies nicht nur glaubte – ich *wusste* es. Ich wusste es so tief und fest, wie ich wusste, dass ich Jesse und J.T. liebte. Als wir schließlich fertig waren und ich die Augen öffnete, spürte ich eine ungeheure innere Leichtigkeit.

In den kommenden Monaten führten Nick und Lori regelmäßig Tapping-Sitzungen mit mir durch, um mir auf dem Weg zur Heilung weiterzuhelfen. J.T. nahm an einigen Sitzungen teil und sah ansonsten mit einer Mischung aus

Neugier, Zweifel und Belustigung zu. Wir mussten ihn eine ganze Weile ermuntern, ehe er es ebenfalls versuchte. Aber es war nicht seine Sache – noch nicht. Er war noch nicht bereit, mit anderen über seine verstörendsten Erinnerungen und Gedanken zu reden, daher hatte traditionelle Therapie bei ihm ebenfalls keinen Erfolg. Er hatte es mit verschiedenen Therapeuten versucht, aber ich erkannte sehr bald, wie unbehaglich er sich dabei fühlte, über seine Gedanken und Gefühle zu reden, und begriff, dass es nicht die richtige Heilmethode für ihn war.

Aber was konnte ihm helfen? Seit Jesses Tod waren inzwischen Monate vergangen, und J.T. ging immer noch nicht wieder regelmäßig zur Schule und wurde immer zurückgezogener und wütender. Einmal schlug er sogar mit der Faust ein Loch in die Wand seines Zimmers.

Mir war klar, wir verwirrend für J.T. die Gefühle im Zusammenhang mit dem Tod seines Bruders sein mussten, und ich dachte an die Worte, die er als Nachruf auf Jesse geschrieben hatte. Trent hatte sie bei der Trauerfeier vorgelesen:

Brüder streiten sich, Brüder hassen einander, aber am wichtigsten ist, dass Brüder einander lieben. Ich habe meinen Bruder geliebt, und er hat mich geliebt. Das konnten wir nur ausdrücken, wenn wir manchmal zusammen ein Videospiel machten oder ein bisschen Fußball spielten. Manchmal habe ich ihn vom Schulbus abgeholt und ihm etwas zu essen gemacht. Er sagte dann, er müsse seine Hausaufgaben machen, und ich antwortete, ich habe ein neues Videospiel. Jahrelang habe ich gedacht, ich würde meinen Bruder hassen, aber das stimmte nicht. Mein Bruder starb, weil er anderen Kindern half, aus der Schule zu fliehen. Ich glaube, er hat diese Welt verlassen, weil sie weiterleben sollten. Er war sehr mutig. Unser Haus hat zwei Stockwerke, und wie alle kleinen Kinder hatte er Angst vor der wie ausgestorben anmutenden Dunkelheit oben. Aber er ist trotzdem hochgegangen. Ich liebe meinen Bruder.

Die Jungen hatten eine normale Beziehung, wie es halt bei einem großen und einem kleinen Bruder der Fall ist, und dazu gehörte, dass der kleine Buder den großen Bruder ärgerte und der große Bruder den kleinen Bruder anbrüllte und ausschimpfte. Aber Jesse war nun fort, und ich weiß, dass J.T. auch Schuldgefühle hatte, wie auch manche Eltern, weil er dachte, er sei manchmal nicht freundlich genug zu Jesse gewesen.

Lori hatte J.T.s Kummer sofort gespürt und sagte eines Abends zu mir, sie habe eine Idee, wie man ihm helfen könne. Sie erinnerte sich daran, wie fasziniert J.T. ihr zugehört hatte, als sie an jenem ersten Abend über ihre Arbeit in Ruanda mit den Überlebenden des Völkermords gesprochen hatte. Sie wusste noch, wie seine Augen dabei aufgeleuchtet waren, und sprach nun öfter über ihre Erlebnisse dort und wie sie das Projekt »LIGHT: Ruanda« gegründet habe. Lori erzählte uns, wie sie vor ein paar Jahren drei Wochen lang mit einer so schweren Krankheit im Krankenhaus gelegen hatte, dass sie ein Nahtoderlebnis hatte, das sie zu einem neuen »Seelen«-Ziel geführt habe.

»Als ich aufwachte, traf ich die Entscheidung, immer meinem Herzen zu folgen, ganz egal, wohin mich das führen würde«, sagte sie.

So knüpfte Lori ein enges Band zu J.T. Er wollte nun alles über die Kinder erfahren, mit denen Lori in Ruanda gearbeitet hatte. Lori organisierte eine Skype-Verbindung für J.T. mit zweien ihrer LIGHT-Projektarbeiter in Ruanda.

Lori, Jen, mein Vater und ich sahen J.T. über die Schulter, als er sich Chantal und Mathieu vorstellte und nun mithilfe eines Dolmetschers eine Unterhaltung begann, bei der die beiden zunächst einmal J.T. ihr Beileid ausdrückten.

»Wir haben hier in Ruanda von Newtown gehört, und es tut uns sehr leid. Wir wissen auch, dass du deinen kleinen Bruder verloren hast. Unsere Herzen sind bei dir«, sagte Chantal.

»Wir möchten dir versichern, dass wir dich lieben und für dich beten«, fügte Mathieu hinzu.

Chantal erzählte ihm als Erstes ihre Geschichte. Sie war inzwischen 26 und knapp sieben gewesen, als der Völkermord über Ruanda hereinbrach. »Sie kamen mit Macheten und brachten meine gesamte Familie und alle Nachbarn vor meinen Augen um. Dann griffen sie mich an den Haaren und schlitzten mir die Kehle auf. Überall am Körper hatte ich Schnittwunden. Sie haben mich zusammen mit meiner Familie in eine flache Grube geworfen, aber ich habe mich wieder ausgegraben und mich unter den Leichen versteckt gehalten. Meine Familie war tot. Später brachte man mich in ein Waisenhaus. Ich hatte keine Freunde und nur sehr wenig zu essen.«

Chantal zeigte uns die Narben an ihrem Hals, am Rücken, den Armen und Beinen und sagte, es habe Jahre gedauert, bis die körperlichen Wunden geheilt seien, aber dass die emotionalen und seelischen Wunden eigentlich erst zu heilen begannen, nachdem sie Lori kennengelernt und von ihr gelernt hatte, wie man ein Trauma überwinden kann. Es war schwierig, diese freundliche, gescheite junge Frau mit den strahlenden Augen, die so viel Ruhe und Zufriedenheit ausströmte, mit der grausamen Geschichte zu verbinden, die sie uns gerade erzählt hatte.

»Heute kann ich sagen, dass ich durch meinen Glauben, durch Vergebung und das Klopfen gesund werden konnte«, fuhr sie lächelnd fort. »Ich kann mir vorstellen, dass du sehr wütend bist, J.T. Auch ich war sehr wütend. Aber Heilung ist möglich. Es wird wieder gut, J.T.«

Mathieu war ebenso offenherzig wie Chantal und seine Geschichte ebenso schwierig – aber auch ebenso inspirierend. Er war nun 23 und erst vier Jahre alt gewesen, als die Morde begannen. Während der hundert Tage, die der Völkermord in Ruanda wütete, entkam Mathieu den Mördern, die ihn verfolgten, indem er sich mit wenigen anderen im hohen Gras in der Nähe seines Dorfes versteckte. Gras war alles, was er in jenen drei Monaten zu essen hatte, wobei er noch aus der Ferne mitansehen musste, wie seine Freunde und Angehörigen brutal ermordet wurden. Mathieus Mutter starb, sein Vater wurde vom Kummer und dem überwältigenden Trauma verrückt. Mathieu blieb nichts anderes übrig, als sich um seinen Vater und drei Geschwister zu kümmern.

Doch trotz allem, was er durchlitt, träumte er weiterhin davon, zur Schule zu gehen, denn das war der einzige Weg, die Familie von der Armut zu erlösen. Er träumte davon, eines Tages ein College zu besuchen, auch wenn das damals unmöglich erschien. Mittlerweile studierte er am Kigali-Institut für Erziehung.

»Mein Drang, zu lernen, war so stark, dass ich jeden Morgen zwei Stunden den Berg hinablief, um zur Schule zu gelangen, und dann zwei Stunden bergan für den Heimweg. Da ich kein Geld hatte, konnte ich es mir nicht leisten, Frühstück oder Mittag zu essen ... aber ich hatte diesen Traum, und heute wird er mir erfüllt. Wir haben einander geholfen, alles zu überwinden, und fanden zusammen einen Weg dazu. Auch du wirst dein Trauma überwinden, J.T.«

Die Tapferkeit und die innere Kraft dieser beiden ungewöhnlichen Menschen machten uns sprachlos, und wir konnten kaum glauben, wie man solchen Horror, solche Armut und solches Leid ertragen konnte. Es klang viel schlimmer als unsere eigene Trauer, und trotzdem strahlten die beiden heute so viel Freude aus. J.T. und ich hatten in unserem Kummer jedwede Hilfe. Unsere Freunde und Familie umsorgten uns und trösteten uns. Wir hatten ein warmes Bett und ein Dach über dem Kopf. Chantal und Mathieu hatten nichts, gar nichts gehabt.

Sie inspirierten uns beide sehr.

Niemand aber war stärker von den beiden inspiriert als J.T. An jenem Abend sah ich, wie er in seinem Zimmer eifrig etwas in sein Notizbuch schrieb, und fragte ihn, was ihn so fesselte.

»Ich plane ein Projekt für die Kinder, die diese Morde überlebten. Ich möchte Geld dafür sammeln, damit sie weiterhin zur Schule gehen können. Morgen in der Schule fange ich damit an.«

Schule?! Ich hätte kaum mehr Stolz empfinden können – und auch Erleichterung! J.T. hatte seinen Auftrag gefunden, der seiner Seele ein Ziel setzen würde. Anderen zu helfen und sie zu fördern wurde zu seinem ureigenen Weg der Heilung.

Am nächsten Morgen kehrte J.T. in die Schule zurück und verbrachte die nächsten Wochen zusammen mit seinen Freunden Alex und Jordan damit, sich über den Völkermord in Ruanda zu informieren. Sie hielten vor der Klasse und den Lehrern Referate darüber und organisierten Spendenaktionen. Unter anderem verkaufte er bunte Gummi-Armbänder in der Stadt mit dem Aufdruck »Newtown hilft Ruanda«.

J.T. stürzte sich mit der gleichen Begeisterung und Leidenschaft in dieses Projekt, wie ich mich der Jesse Lewis Choose Love Foundation widmete. Es war unglaublich, wie positiv er sich dadurch veränderte!

Sehr bald hatten er und seine Freunde 1600 Dollar zusammen, um einer 26-jährigen Ruanderin namens Betty ein Jahr auf dem College zu finanzieren. Betty war während des Völkermordes sieben Jahre alt gewesen und allein zu-

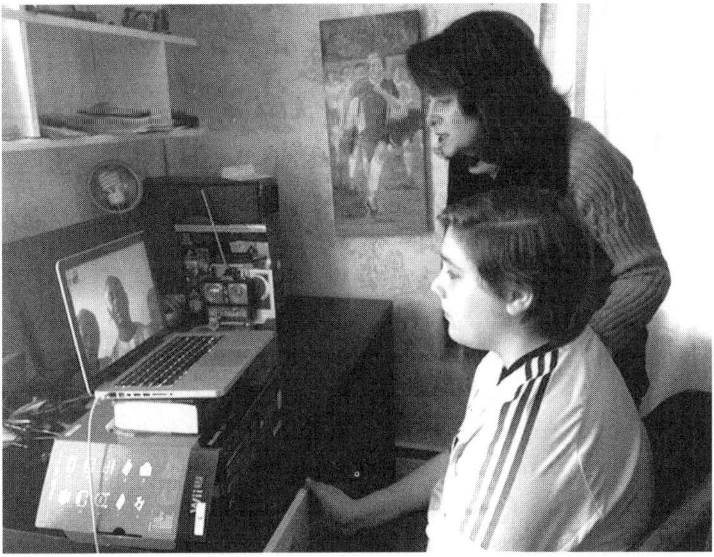

J.T. mit Lori Leyden beim Skype-Gespräch mit den Freunden in Ruanda

rückgeblieben, um ihre acht Geschwister großzuziehen. J.T. sammelte zusätzlich 500 Dollar, damit Betty ihre Familie weiterhin unterstützen und selbst während des Studiums ihren Lebensunterhalt bestreiten konnte.

Als J.T. verkündete, er habe das erste Ziel seiner Geldbeschaffungsaktion erreicht, kam Lori zu uns und arrangierte eine weitere Skype-Sitzung, damit J.T. und Alex Betty die gute Nachricht selbst übermitteln konnten.

»Betty!«, sagte J.T., »ich schicke dich auf die Uni!«

Als der Dolmetscher in Ruanda J.T.s Worte übersetzte,

erhellte sich Bettys schönes Gesicht. Sie schlug die Hände vors Gesicht und beugte sich gerührt vor. Als sie wieder zu J.T. hochblickte, weinte sie. »Danke«, flüsterte sie. »Danke, danke, danke ...«

Ein breites Lächeln zog sich über J.T.s Gesicht. Er war glücklich – viel glücklicher als vor vielen Monaten. Genau wie ich.

Nach dem Skype-Telefonat rannten J.T. und Alex nach draußen. Alex sprang auf sein Mountainbike, J.T. auf sein Quad. Ich sah ihnen durchs Küchenfenster zu, wie sie über die Felder rasten und dabei riesige Staubwolken aufwirbelten. Unsere Hühner flohen erschrocken in alle Richtungen. Die Jungs waren draußen und eroberten sich ihre Welt, und dabei hatten sie einfach Spaß. Das war soo gut!

KAPITEL ZWÖLF

Eine Stimme finden, um Wandel zu bewirken

Wenige Wochen später, nachdem J.T. und ich die beiden Überlebenden des Völkermords in Ruanda kennengelernt hatten, die ihn mit ihrem Glauben, ihrer Tapferkeit und ihrer Resilienz tief beeindruckt hatten, begegnete ich zwei weiteren Menschen, deren Kraft und Weisheit mich schon seit Jahren gefesselt hatten: Louise Hay und Wayne Dyer.

Die Einladung hierzu kam von Nick, der in New York bei einer von Hay House, seinem Verlag, veranstalteten Konferenz über das Tapping sprechen würde. Louise und Wayne würden beide ebenfalls dort sprechen. Ich fuhr mit Nick und Lori zu dieser Konferenz und war begeistert, als ich am Abend zuvor Louise persönlich kennenlernen konnte. Mein Eindruck von ihr war genau so, wie ich es erwartet hatte – sie war eine ganz besondere Frau. Sie hörte mir zu und lächelte wissend, als ich ihr erzählte, wie sehr ihr Buch *Gesundheit für Körper und Seele* mir geholfen hatte.

Lori und ich hatten uns im Leo House eingemietet, einer christlichen Pension in Manhattan, in der Nonnen und Priester oft absteigen, wenn der Weg sie nach New York führt. Schon beim Eintritt wurde ich sowohl an meinen Aufrag als auch an die Wichtigkeit dessen erinnert, dass man stets anderen helfen soll, weil das Motto des Hauses deutlich sichtbar auf einer goldenen Tafel in der Rezeption angebracht war:

Was wir für uns selbst tun, stirbt mit uns.
Was wir für andere und die Welt tun,
bleibt und ist unsterblich.

Am nächsten Morgen nahmen wir zusammen mit dreitausend anderen unsere Plätze im Auditorium des Konferenzzentrums ein und warteten auf Wayne Dyers Auftritt. Wayne war der Hauptredner und sollte drei Stunden lang sprechen, was nicht viel erschien angesichts der Tiefe und Substanz seiner Kenntnisse, die er durch jahrelanges Studium der gelehrtesten Philosophen und spirituellen Führer der Welt erworben hatte. Ich bewunderte Waynes Lebenslust, seine Liebe zur Menschheit und seine Einsichten, wie wir alle glücklicher und seelenvoller leben können. Kurz bevor das Seminar begann, hörte ich Waynes vertraute Stimme durch den Lautsprecher beim Testen der Anlage: *Eins, zwei, drei ...* Ich war so aufgeregt, dass ich den kleinen Spielzeugsoldaten von Jesses Armee in meiner Tasche fest drücken musste. Nie verließ ich das Haus ohne einen kleinen Gegenstand von Jesse in der Tasche, der mir helfen und mich unterstützen würde. Plötzlich stand Nick neben meinem Sitz. Er war gerade hinter der Bühne gewesen, um Wayne von Jesse zu erzählen.

»Wayne möchte dich kennenlernen.«

Nick nahm meine Hand und brachte mich zu den Stufen, die hinter die Bühne führten. Oben stand Wayne bereits und erwartete mich. Er hatte die Arme zur Begrüßung ausgebreitet und sah mich mit dem strahlendsten Lächeln an, das ich je gesehen hatte. Ich ließ mich geradezu in seine Umarmung hineinfallen. Dann fragte er mich: »Spürst du ihn?«

Das waren Waynes erste Worte. Später erfuhr ich, dass es typisch für ihn war, alle Förmlichkeiten einfach zu überspringen und direkt zum Kern der Dinge vorzustoßen.

»Absolut!«, erwiderte ich. »Er ist immer bei mir.«

»Ich habe gespürt, wie er mit dir die Stufen hochkam. Ich spüre ihn überall hier.«

»Ja, ich weiß«, erwiderte ich lächelnd.

Man verdunkelte bereits das Licht im Auditorium, ein Zeichen für Wayne, sich auf die Bühne zu begeben und mit seinem Seminar zu beginnen.

»Möchtest du ein paar Worte zum Publikum sagen?«

»Klar!«, erwiderte ich, ohne nachzudenken. Ich nahm natürlich an, dass Jesse diese Gelegenheit arrangiert hatte, um seine Botschaft zu verbreiten. Wie konnte ich das ausschlagen?

Natürlich hatte ich nichts dergleichen vorbereitet, und das Letzte, mit dem ich an jenem Morgen beim Aufwachen gerechnet hätte – nun, nicht einmal vor fünf Minuten –, war, vor 3000 Leuten in einem brechend vollen Konferenzzentrum in Manhattan eine Rede zu halten.

»Nervös?«, fragte Nick

»Na ja, nicht wirklich.«

»Möchtest du vielleicht zu Nervosität klopfen?«

»Das ist vielleicht eine gute Idee«, gestand ich.

Wir begannen also mit dem Klopfen. Er machte den Anfang, ich folgte ihm. Dann sagte Nick mir den ersten Satz, den ich wiederholen sollte: »Ich fühle mich gut, obwohl ich nervös bin und mich vielleicht aus Nervosität vor Tausenden von Menschen übergeben muss ...«

Da platzten wir beide vor Lachen. Nick hatte mir gerade etwas anderes beigebracht – dass es nämlich unmöglich ist, so richtig aus dem Bauch heraus zu lachen und gleichzeitig nervös zu sein. Wie ich schon sagte, Nick ist ein Genie, wenn es darum geht, Emotionen durchzuarbeiten. Es stellte sich heraus, dass er auch noch ein Techno-Genie ist. Ehe ich die Bühne betrat, fragte er mich, ob ich ein Foto von Jesse dabeihabe.

»Ja ... sie sind alle hier«, sagte ich und hielt mein Handy hoch.

Nick schnappte sich das Telefon und rannte weg. Wenige Minuten später stand ich auf der Bühne, wo Wayne mich dem Publikum vorstellte. Dann ließ er mir den Vortritt. Ich blickte hinab zu der riesigen Zuhörerschaft und begann meine Rede, ohne auch nur einen Satz vorbereitet zu haben. Ich sprach direkt aus dem Herzen einer Mutter.

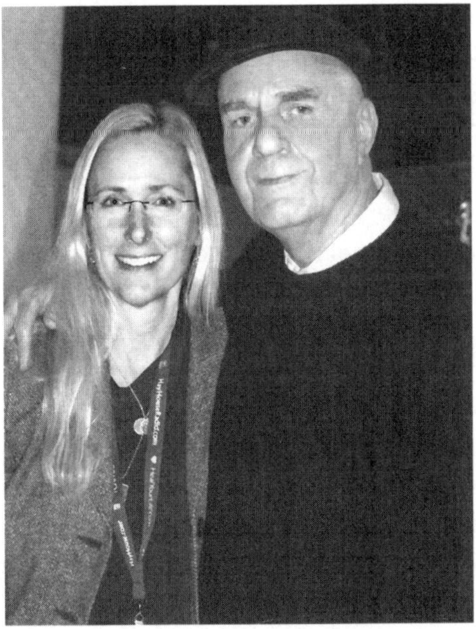

Mit Wayne Dyer auf der Bühne in New York

Ich begann damit, was für ein tapferer Junge Jesse schon von Geburt an gewesen war, wie freundlich und liebevoll er war und so unwiderstehlich frech, dass ich ihn immer wieder knuddeln wollte. Ich schilderte seine Stärken und sein Mitgefühl und dass sein unglaublicher Mut ihn niemals verließ, auch nicht, als er dem Tod begegnete, und dass er sich entschied, seine Freunde zu retten, statt selbst um sein Leben zu rennen. Ich sagte alles, was ich in diesem Buch über Jesse ausgedrückt habe, wie er schon als große Seele auf diese Welt kam und sein Geist auch nach seinem Tod eine solche Kraft darstellt, dass er uns Botschaften in den Himmel schreiben kann. Ich beschrieb seine zärtliche Liebesbotschaft an seinem letzten Tag zu Hause auf meiner Windschutzscheibe und dass seine Seele gewusst hatte, dass er uns verlassen würde.

An dieser Stelle fiel mir auf, dass die Zuhörer auf etwas über meinem Kopf schauten. Als ich einen kurzen Blick über die Schulter warf, sah ich Jesses kleines Gesicht, von Licht gebadet, mit seinem süßen zahnlosen Grinsen, das mich von der Riesenleinwand ansah. Nick hatte mein Handy an einen Projektor angeschlossen und zeigte nun meine Fotos von Jesse in perfekter Übereinstimmung mit den Geschichten, die ich über ihn erzählte: Das Bild mit der Botschaft »Ich liebe dich« im Raureif auf dem Auto, Jesses Zeichnung von sich selbst als kleinem Engel vor dem Bösewicht, ein Bild von seiner Botschaft auf der Kreidetafel: *Fürsorgliche, heilende Liebe*

Ich weiß nicht, wie lange meine Rede dauerte, aber ich weiß noch, wie ich am Ende über die Freiheit der Wahl sprach: Wie froh ich war, gewählt zu haben, meinen beiden Söhnen jeden Tag zu zeigen, wie sehr ich sie liebte – bei jeder Gelegenheit, mit jedem Wort und jeder Tat. Ich sprach über die lebenswichtige Entscheidung, vor der wir alle stehen und die wir tagtäglich treffen können, nämlich in allem, was wir tun, die Liebe zu wählen: für uns selbst, für unsere Kinder, für die Welt. Das war eine so wichtige Entscheidung, dass ich geschworen hatte, den Rest meines

Lebens der Aufgabe zu widmen, anderen dabei zu helfen, diese Entscheidung zu treffen. Ich forderte das Publikum auf, gemeinsam zu helfen, diese Welt mit Mitgefühl zu erfüllen.

Es war das zweite Mal, dass ich öffentlich über Jesses Botschaft redete, und es war das zweite Mal, dass mein Sohn mit stehenden Ovationen gewürdigt wurde.

Vierundzwanzig Stunden später spazierte ich barfuß an einem Strand auf den Virgin Islands, immer noch von der Welle der Liebe getragen, die mich in Manhattan erfasst hatte.

Ich war mit J.T. auf ein paar Tage während seiner Frühjahrsferien nach St. Thomas geflogen, wo wir uns mit Trent und seiner Familie trafen. Sie hatten dort ein wunderschönes Haus mit Veranda und einem Privatstrand gemietet. J.T. war gern mit meinen Brüdern zusammen, denn sie gaben ihm jede Menge männliche Energie. Ich genoss die paar Tage in der Sonne, um zu verschnaufen und alles aus einer anderen Perspektive zu betrachten. Bei meinem Strandspaziergang dachte ich darüber nach, wie weit J.T. und ich in den vergangenen Monaten gekommen waren – und wie weit wir noch zu gehen hatten.

Wir trauerten immer noch, und der Heilprozess fing eigentlich gerade erst an – wichtig aber war, dass er überhaupt begonnen hatte. Wir hatten uns mit anderen verbunden und andere mit uns. Ich gab mir alle Mühe, meinen Geist und meinen Körper zu heilen, um für J.T. da zu sein, und wir waren beide bemüht, anderen zu helfen – J.T. mit seinen Spendenaktionen zugunsten junger Ruander, ich mit meiner Choose Love Foundation. Die Reaktion auf meine spontane Rede in Manhattan bestärkte mich in meinem Engagement, die Botschaft meiner Stiftung zu verbreiten und mit meiner Mission voranzukommen.

Wie immer spürte ich Jesses Gegenwart um mich her – aber sie schien heute besonders stark, so als ginge er neben mir den schönen Strand entlang. Ich konnte mir gut vorstellen, wie er hier herumrennen und sich ab und zu furchtlos in die kalte Brandung stürzen würde. Jesse und ich waren oft in Long Island in Connecticut am Strand spazieren gegangen. Er stopfte dann immer so viele Muscheln und Steine in seine Taschen, dass ihm die Shorts fast von den Hüften herunterrutschten.

An jenem Abend wollte ich gerade unser Ferienhaus betreten, da rief eine Frau aus einem der oberen Fenster im Gebäude nebenan mir zu.

»Entschuldigen Sie, haben Sie einen kleinen Sohn?«

Die Frage traf mich recht unerwartet. Ich wusste, dass sie damit nicht J.T. meinen konnte, denn er war praktisch so groß wie ich. Im Herzen wusste ich natürlich, dass ich immer einen kleinen Sohn haben würde. Aber ich hatte keine Ahnung, was ich auf die Frage antworten sollte, daher tat ich so, als hätte ich sie nicht gehört. Doch sie fragte wieder, diesmal mit lauter Stimme.

»Haben Sie einen kleinen Sohn?« Als sie sah, wie sich

meine Schritte verlangsamten, fügte sie hinzu: »Ich habe Sie heute Morgen am Strand mit ihm gesehen, und ich dachte, was für ein schönes Bild Sie abgaben.«

Mir fiel ein, dass ich Trent, seine Frau Sasha und den kleinen Hayden beim Sonnenuntergang am Strand gesehen hatte. Es war ein so fotogener Augenblick gewesen, dass ich rasch eine Aufnahme gemacht hatte. Ich antwortete, dass sie mich mit meiner Schwägerin verwechseln musste, die mit meinem Neffen spazieren gegangen war. »Das war nicht ich, aber Sie haben recht, es war ein sehr schönes Bild«, rief ich zu ihr hoch.

Sie schüttelte den Kopf und versicherte, ich sei es gewesen, die mit meinem kleinen Sohn am Strand spazieren gegangen war. Ehe sie sich wieder zurückzog, lächelte sie mich noch einmal an und sagte: »*Sie* sind schön!«

Mich rührte diese spontane Freundlichkeit zutiefst, denn ich hatte keine Ahnung, wer diese Frau war oder ob sie vielleicht Hellseherin war, aber als ich weiter darüber nachdachte, was sie gesagt hatte, wusste ich, dass sie recht hatte. Sie *hatte* tatsächlich Jesse gesehen, wie er mit mir am Strand spazieren ging. Körperlich war er vielleicht nicht anwesend, aber im Geist sicherlich immer bei mir. Die Worte der Frau erinnerten mich an Mary Stevensons wunderbares Gedicht *Spuren im Sand*, das schildert, dass immer zwei Fußspuren im Sand zu sehen sind, auch wenn wir allein spazieren gehen, denn Jesus würde stets neben uns hergehen. In schwierigen Zeiten sähen wir allerdings immer bloß eine Spur – weil er uns dann tragen würde. Die liebevollen Bilder in diesem Gedicht sind eine deutliche Erinnerung daran, dass Jesus stets bei uns ist.

Mitgefühl, dachte ich bei mir, sollte im Mittelpunkt meiner Choose Love Foundation stehen. Es war Zeit, diesen Gedanken weiterzuentwickeln und zu verbreiten.

Nach unserer Rückkehr nach Connecticut war mein erstes Ziel, Menschen zu finden, die damit vertraut waren, Mitgefühl zu lehren. Ich wollte sie bitten, mir zu helfen, Programme für die Stiftung auszuarbeiten. Und weil ich zum Lernen bereit war, erschienen auch bald die Lehrer. Ich fragte Dr. Laura, ob sie jemanden kannte, der Mitgefühl lehren würde, und das traf zu: Professor Christopher Kukk von der Western Connecticut State University. Nach einer kurzen Suche im Internet fand ich heraus, dass Chris schon seit Jahren Lehrpläne für Mitgefühl entwickelte und ein Zentrum für Mitgefühl, Kreativität und Innovation gegründet hatte, um Mitgefühl in Universitäten zu fördern. Ich rief ihn sofort an. Unsere erste Unterhaltung dauerte bloß 30 Sekunden, denn er war im Begriff, sein Büro zu verlassen, aber mehr Zeit brauchte ich nicht, um ihm von meinen Plänen zu berichten.

Wir harmonierten sofort miteinander, wie zwei Seelen, die zusammenkommen, um eine einzige Aufgabe zu erfüllen. Als wir uns in der folgenden Woche in seinem Büro auf dem Campus persönlich kennenlernten, verstärkte sich noch meine Überzeugung, dass wir aus einem bestimmten Grund zusammengetroffen waren. Er arbeitete an einem Schullehrplan für Mitgefühl, schrieb Kinderbücher und setzte sich dafür ein, dass Universitäten eine »Charta für Mitgefühl« einführten, wie es 2011 die Spalding University in Kentucky getan hatte. Der Grundgedanke war, eine von Mitgefühl geprägte Lernumgebung zu schaffen, in der die Studenten nicht nur als Topakademiker ihren Abschluss machten, sondern auch als mitfühlende Menschen die Uni verließen. Chris hatte in der US-Armee als Geheimdienstagent gearbeitet und erlebt, was mit Menschen geschieht, die völlig ohne Mitgefühl sind, und wie »gefährlich und destruktiv« sie sein können.

Wir unterhielten uns eine ganze Stunde lang ohne Unterbrechung. Und als ich mich zum Gehen erhob, hatte Chris Tränen in den Augen.

»Ich werde mich dafür langfristig engagieren«, sagte er, als er mich zum Abschied umarmte. »Ich werde nicht eher Ruhe geben, bis wir einen Jahrgang von Studenten entlassen, die vom Kindergarten an an unserem Programm teilgenommen haben.«

Nachdem ich Christophers Büro verlassen hatte, umwirbelte mich die gleiche starke spirituelle Energie wie gleich nach Jesses Beerdigung. Es war eine unglaublich positive und zukunftsgerichtete Kraft, ein Gefühl, dass große Dinge geschahen und weiter geschehen würden. Und so kam es auch, in rascher Abfolge hintereinander. Zusammen mit anderen Eltern aus Sandy Hook wurde ich eingeladen, einer Rede von Präsident Obama an der Hartford-Universität beizuwohnen. Auch hier hatte er vor seiner Rede für die Gelegenheit gesorgt, die Eltern privat zu begrüßen und sich mit ihnen zu unterhalten. Dann wurde ich eingeladen, einen Tag nach der Rede des Präsidenten auf einer Konferenz ebenfalls an der Hartford-Universität über die Eindämmung von Gewalt in Schulen zu sprechen. Ich betrachtete beide Einladungen als Gelegenheiten, um Jesses Botschaft zu verbreiten, und lud Chris, meinen neuen Mitstreiter, ein, mich zu begleiten. Wir waren nun ein Team!

Als ich hörte, dass es in der Rede des Präsidenten um Waffenkontrolle ging, sagte ich zu Chris am Telefon, ich würde mich lieber davor drücken, um auf den Lehrplan für Mitgefühl konzentriert zu bleiben.

»Scarlett«, sagte er bedächtig, »überleg doch mal. Dein Auftrag lautet, den Leuten fürsorgliche, heilende Liebe nahezubringen und dazu beizutragen, dass sie zum Bestandteil unseres Schulsystems wird, ja? Nun frag dich, wer dir wohl am besten dabei helfen kann?«

Chris hatte recht. Ich musste Jesses Botschaft dem Präsidenten selbst vortragen.

Ehe Präsident Obama seine leidenschaftliche, mitreißende und überzeugende Rede hielt, hatten Chris und ich ein paar Minuten mit ihm allein. Das reichte, um ihn herzlich zu umarmen und gleich meine Mission vorzubringen: »Mr. President, es ist schön, Sie wiederzusehen. Ich habe eine Stiftung gegründet, die Jesse Lewis Choose Love Foundation, die es sich zur Aufgabe gemacht hat, Mitgefühl in unser Schulsystem zu integrieren ...«

Ich berichtete dem Präsidenten von Jesses Botschaften

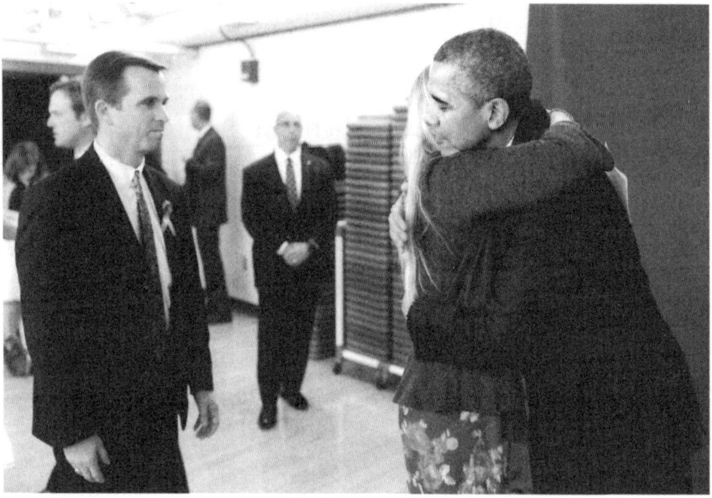

Mit Chris Kukk bei unserem ersten Stiftungs-»Meeting« mit Präsident Obama

und warum ich es für wichtig hielt, dass Kinder schon von früh an Mitgefühl gelehrt wird durch Schulprogramme, die auf fürsorgliche, heilende Liebe basieren. Er hörte mir konzentriert zu, nickte ein paarmal zustimmend und sagte immer wieder: »Ja ... *ja* ...« Genau wie bei unserer ersten Begegnung gab er mir das Gefühl, dass er alles, was ich sagte, ernst nahm.

»Wir alle müssen uns für die Liebe entscheiden, Mr. President«, sagte ich.

Das gab Chris das Stichwort, und nun schilderte er dem Präsidenten die Einzelheiten des Kernlehrplans und wie dieser funktionieren würde.

»Ja, ja«, sagte der Präsident erneut. »Ich unterstütze Sie dabei voll und ganz. Das ist genau das, was unsere Schulen jedem Kind in diesem Land beibringen müssen. Es ist sehr wichtig. Ich möchte, dass Sie sich mit meiner Schwester in Verbindung setzen, denn sie arbeitet an genau so einem Lehrplan.«

Er wandte sich an einen seiner Assistenten und trug ihm auf, uns die Telefonnummer seiner Schwester Maya zu geben. »Das ist wirklich wichtig«, wiederholte er sowohl an seinen Assistenten als auch an uns gerichtet.

Ich konnte es kaum glauben, was gerade geschehen war. Es fühlte sich an wie ein ... wie ein *Sieg*!

KAPITEL DREIZEHN

Botschaft an die Welt

Präsident Obama hielt sein Wort und brachte Chris und mich mit seiner Schwester Maya Soetoro-Ng zusammen. Sie war eine Gleichgesinnte, die sich dem gleichen Auftrag verschrieben hatte wie wir, dazu beizutragen, eine mitfühlendere Welt zu schaffen, indem man mit den Kindern anfängt.

Wir sprachen mit Maya, die sich in ihrem Haus auf Hawaii aufhielt, wo sie das *Centre for Compassion* leitet. Außerdem hält sie auf einem Lehrplan für Mitgefühl basierende Kurse an der Universität von Hawaii und engagiert sich dafür, dass die Erziehung zum Mitgefühl in allen hawaiianischen Schuleinrichtungen vom Kindergarten bis zur Abschlussklasse integriert wird.

»Wir nennen unseren Lehrplan das Samenkorn für Mitgefühl«, sagte Maya und erklärte, der Name sei ein Tribut an ähnliche Initiativen des Dalai Lama, den sie sehr bewunderte. Wer bewundert ihn nicht? Der Dalai Lama hat sein Leben der Schaffung einer mitfühlenderen Welt gewidmet.

Sein eigener ganzheitlicher Entwurf für eine mitfühlende Weltgesellschaft ist so gut entwickelt, vernünftig und solide, spirituell fortschrittlich und wissenschaftlich fundiert, dass sich jeder, auch ich, der auf Mitgefühl basierende Programme entwickelt, zwangsläufig mit der Arbeit des Dalai Lama für Inspiration und Weisung beschäftigt.

Chris hatte im Jahr zuvor auf einer Konferenz, die er zu organisieren half, den Dalai Lama kennengelernt und mit ihm zusammengearbeitet. Er sagte, die Begegnung mit diesem Menschen habe sein Leben verändert. Maya würde den Dalai Lama bald als Ehrengast bei einem Symposium in Maryland kennenlernen. Wir sprachen über das starke Engagement des Dalai Lama, das Mitgefühl auf diesem Planeten anzuheben. Dann brachte Maya ihr eigenes Engagement für die Jesse Jewis Choose Love Foundation und die Menschen in Newtown zum Ausdruck.

»Ich habe von Jesse gehört ... und alles, was in Sandy Hook geschehen ist«, sagte sie zu mir. »Ich habe darum gebetet, einen Weg zu finden, wie man Ihnen und den anderen Eltern und Kindern helfen kann. Ich habe mich gefragt, was ich selbst tun kann, und hier ist die Antwort auf mein Gebet. Jetzt weiß ich es. Ich möchte mich an dieser Stiftung beteiligen. Ich kann Ihnen helfen. Ich verpflichte mich auf Lebenszeit, Ihnen zu helfen«, sagte sie.

Mayas Leidenschaft, ihre Erfahrung und Freundlichkeit waren für mich wie ein Geschenk. Bald sollte ich ein weiteres Geschenk erhalten. Aufgrund einer Überschneidung in ihrem Terminkalender konnte sie an dem Friedenssymposi-

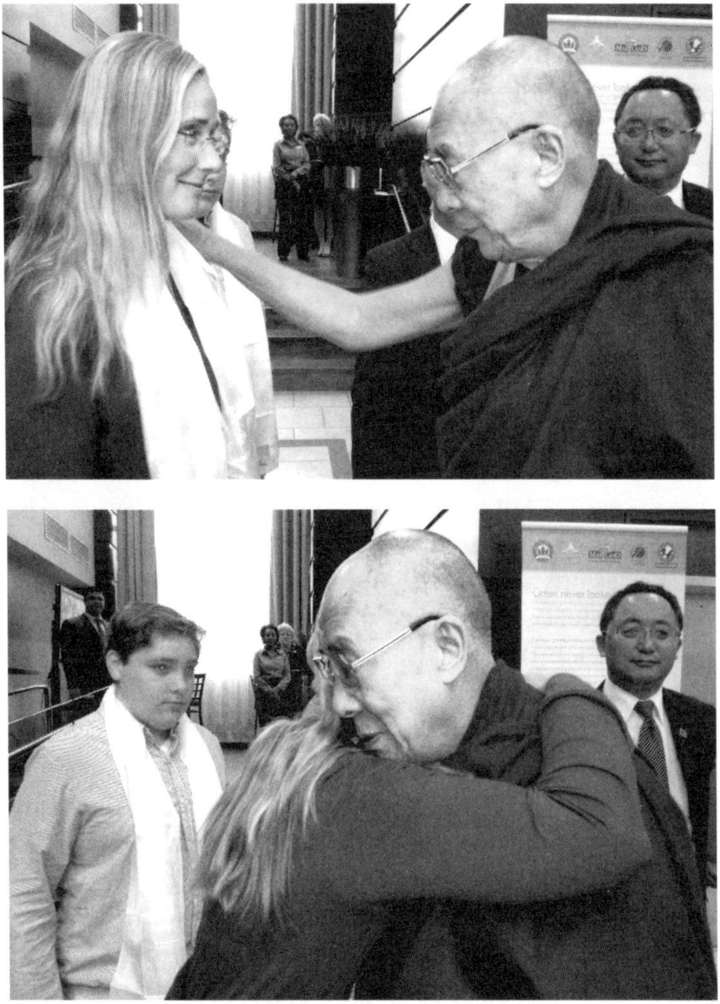

Die Verkörperung von Mitgefühl: meine Begegnung mit dem Dalai Lama

um in Maryland nicht teilnehmen. Daher bot sie mir ihre Karte als Ehrengast an. Jetzt würde ich den Dalai Lama persönlich kennenlernen!

Ich nahm J.T., meine Mutter und ein paar Freunde mit, darunter auch Lori und Dr. Laura, um diesen inspirierenden spirituellen Lehrer zu sehen, dessen Titel »ozeangleicher Lehrer« bedeutet. Bei unserer Ankunft sagte man uns, eine persönliche Begegnung mit dem Dalai Lama sei leider unmöglich, daher schickte ich gleich ein kleines Gebet an Jesse und fragte ihn, was er vom Himmel aus unternehmen könne. Am folgenden Morgen, noch vor dem Kongress, hörte ich von dem Ehrenwerten Lama Tenzin Dhonden, dem Mitbegründer des Mitgefühl-Programms des Dalai Lama: »Der Dalai Lama wird in zehn Minuten zu Ihnen kommen.«

Er wies uns an, in der Empfangshalle des Hotels zu warten. Aufgeregt und nervös saßen wir in der großen Halle. Dann sah ich den Dalai Lama in einem dunkelroten Gewand auf uns zukommen.

Er verbeugte sich vor uns und schüttelte J.T. die Hand. Ich stellte ihm rasch meine Mutter und Lori vor. Dann sah er mich mit seinen bemerkenswert gefühlvollen Augen an, und ich sagte: »Ich habe bei der Tragödie in Sandy Hook meinen Sohn Jesse verloren.«

»Wie alt war er?«, fragte er leise.

»Er war sechs Jahre alt«, antwortete ich.

Da trat er auf mich zu und umarmte mich herzlich. Dabei umfasste er mit seiner kräftigen Rechten sanft meinen

Hinterkopf. Es war, als würde die Umarmung eine Ewigkeit dauern. Lori erzählte mir später, dass eine Träne über seine Wange gerollt sei. Den Rest des Tages kribbelte es in mir. Ich kann dieses Gefühl immer noch spüren, wenn ich die Augen schließe und mir die Szene noch einmal vorstelle.

Während ich an diesem Wochenende versuchte, so viel Weisheit und Wissen wie möglich von ihm aufzunehmen, war ich davon beeindruckt, wie der Dalai Lama Tausende von Herzen mit seiner demütigen, zurückhaltenden und stillen, aber leidenschaftlichen Präsenz berührte.

Öffentliche Reden waren ein Weg, um Jesses Botschaft in der Welt zu verbreiten, und damit begann ich nun offiziell und ernsthaft, nachdem Chris und ich an der Hartford-Universität mit Präsident Obama gesprochen hatten. Gleich am nächsten Tag hielt ich an derselben Universität eine Rede vor einer Gruppe über die Eindämmung von Gewalt an Schulen.

Wie zuvor sprach ich direkt aus dem Herzen. Ich sagte dem Publikum, dass Jesses Tod mich leicht hätte zerstören können, aber dass Hoffnung, Liebe, Vergebung und mein Glaube mich gerettet hätten. Ich begrüßte die Gelegenheit, über Jesse und seine Botschaft reden zu können, spürte aber auch die Verantwortung, die Botschaft der fürsorglichen, heilenden Liebe an andere weiterzugeben. Aber mir war nicht klar, wie tief dies andere Menschen berühren und wie viel Liebe ich selbst dafür zurückbekommen würde.

Als ich mit meiner Rede fertig war, stellten sich alle Zuhörer in einer Reihe auf, um mich einer nach dem anderen zu umarmen. Die meisten hatten Tränen in den Augen, und jeder hatte seine eigene Geschichte von Leid und Kummer, die sie mitteilen wollten und mussten. Eine Tante war schwer traumatisiert nach dem Mord an ihrem Neffen und ihrer Nichte durch deren Vater. Da war eine Mutter, deren Zwillingsmädchen getötet worden waren, eine Tochter, deren Mutter im Bett neben ihr erschossen wurde, der Verlust eines geliebten Großvaters. Eine nach der anderen hörte ich mir die Geschichten an, und dann umarmten wir uns. Ich erkannte, dass mein eigener Schmerz jetzt schon seit Monaten für die ganze Welt sichtbar geworden war und dass andere Menschen sich nun durch ihren eigenen Schmerz mit mir identifizieren konnten. Aber das Beste war, dass sie genau wie ich lernten, sich anderen zu öffnen, um zu helfen und Hilfe zu empfangen. Sie sagten, dass Jesses Botschaft, sich stets für Liebe zu entscheiden, sie inspiriert habe, ein mitfühlenderes und glücklicheres Leben zu führen.

Falls die Tragödie in Sandy Hook mir eines beigebracht hat, dann, dass wir alle im Leid vereint sind und dass Liebe und Mitgefühl sowohl unsere Herzen als auch unsere Welt heilen und verändern können. Das war das Thema der nächsten Konferenz, bei der ich ein paar Tage später eine Rede halten sollte.

Die Konferenz für Mitgefühl in Danbury, Connecticut, ist ein alljährliches Ereignis, das von Chris' Universität gesponsert wird. Dort war Chris auch dem Dalai Lama begegnet, der auf der Konferenz im Jahr zuvor der Hauptredner gewesen war. Diese Zusammenkunft hat sich dem Ziel verschrieben, Ideen und Ansätze zu untersuchen, die uns helfen können, Mitgefühl im täglichen Leben, in unseren Gemeinden und Institutionen, effektiver zu praktizieren. Als Chris mich bat, auf dieser Konferenz einen Vortrag zu halten, war ich sehr geschmeichelt und ergriff diese Chance, meinen Beitrag dazu zu leisten.

Ich arbeitete in einem Erziehungsausschuss mit, und wir diskutierten in dieser Gruppe, wie wir mitfühlendere Schulen und Städte schaffen könnten, indem wir unser Denken aus einer »Ich«-Perspektive veränderten, um eine »Wir«-Perspektive einzunehmen. Dies ist eine der Lehren des Dalai Lama. Wir können eine Welt des Einsseins schaffen, indem wir über das individuelle Ego hinausgehen.

In meiner Rede erzählte ich wie immer Jesses Geschichte, und dann beschrieb ich, dass ich am Tag der Tragödie miterlebt hatte, wie die Welt ihre Perspektive von »Ich« zu einem »Wir« veränderte. »An jenem Tag empfand jeder unseren Schmerz, so als ob alle selbst ein Kind verloren hätten, einen Bruder, eine Schwester oder einen Freund.« Ich beschrieb, wie rührend die »Liebesbriefe«, die Karten und Geschenke gewesen seien, die uns aus praktisch allen Ländern der Erde erreicht hatten, wie die Depots in Newtown noch immer überquollen von Hunderttausenden von Botschaften völlig fremder Menschen, die sich die Zeit genommen hatten, uns zu schreiben.

»An dem Tag wurde die Welt eins, an jenem Tag wählte die ganze Welt Liebe statt Hass«, sagte ich. »Aber wir müssen weiter daran arbeiten durch Aufklärung und Erziehung. Fürsorgliche, heilende Liebe – das ist Jesses Botschaft, und aus diesem Grund war er in dieser Welt. Dafür ist er gestorben.«

Achtundvierzig Stunden später explodierten die Bomben beim Marathon in Boston. Sie verletzten Dutzende von Menschen und töteten drei unschuldige Seelen, darunter einen achtjährigen Jungen, der nur ein paar Schritte entfernt von den Explosionen gestanden hatte. Die Mutter des Jungen war ebenfalls verletzt worden, aber sie hatte überlebt und lag nun bewusstlos im Krankenhaus. Ich dachte viel an sie und stellte mir den Augenblick vor, in dem sie aufwachen und erfahren würde, dass ihr Sohn von ihr gegangen war.

Am nächsten Tag fuhr ich nach Boston, um meinen Bruder Coulter und dessen Familie zu besuchen. Ich dachte immer noch ständig an den kleinen Jungen und seine Mutter. Dann besuchte ich das Louis D. Brown Peace Institute in Dorchester, Massachusetts, wo dieser süße Junge herkam. Das Institut wird von Tina Chéry geleitet, deren Sohn vor siebzehn Jahren auf einer Straße in Boston erschossen worden war – unterwegs zu einer Antigewalt-Weihnachtsparty. Tina hatte mir in den Monaten nach Jesses Tod in meinem Kummer geholfen, und nun war sie damit beschäftigt, den Bostoner Bombenopfern zu helfen. Als ich auf der Suche nach einem Taxi an einem Zeitungsstand vorbeikam, sah ich ein Foto des kleinen Jungen, der dabei umgekommen war, auf der Titelseite eines Blattes. Auf dem Foto war er in seinem Klassenzimmer zu sehen, wie er ein blaues Pappschild hochhielt, auf das er mit verschiedenfarbigen Stiften den Satz geschrieben hatte: »Nie wieder Menschen verletzen. Frieden!«

Um diese Worte hatte er einen Kranz aus kleinen Herzen und Friedenszeichen gemalt.

Ich traute meinen Augen nicht! Das erinnerte mich so sehr an Jesses fürsorgliche, heilende Liebe. Ein Kribbeln durchfuhr mich von Kopf bis Fuß, eine Art spiritueller »Erkenntnis«, die mich jedes Mal durchfuhr, wenn Jesse mir eine Botschaft schickte. Ich fragte mich, *ob die beiden Jungen gemeinsam mit von der Partie waren.* Der kleine Junge in Boston war zwei Jahre älter als Jesse. Seine Orthografie war jedenfalls viel besser und die Worte anders gewählt, aber die Haltung, die beide ausgedrückt hatten, war genau die gleiche: »Nie wieder Menschen verletzen. Frieden!« und »Fürsorgliche, heilende Liebe« – das war ein und dieselbe Botschaft.

Aber wie lange würde es dauern, bis die ganze Welt diese Botschaft begriff? Wie viele Kinder mussten sterben, bis wir aufwachten und in unseren Herzen und unseren Schulen Platz für Mitgefühl machten? Ehe wir alle lernten, stets die Liebe zu wählen statt Hass?

Hilf mir, Jesse, betete ich. *Hilf mir, die Welt mit deiner Botschaft zu erreichen!*

Zwei Tage später kam Präsident Obama nach Boston, um den Bombenopfern Trost zu bringen, genau wie in Sandy

Hook vor vier Monaten. Genau wie in Sandy Hook sprach er öffentlich über das Geschehen und was wir als Reaktion darauf tun müssten.

Und ja, in dem Augenblick wollte ich ihn in den Arm nehmen und weinen. Denn was der Präsident der Vereinigten Staaten von Amerika hier vor den Menschen in Boston sagte, die Worte, die man in der ganzen Welt hören würde, hätte nicht perfekter sein können.

Das war unser Mantra, unsere Hoffnung – und es war die Antwort auf mein Gebet.

Weder Jesse noch ich hätten es anders ausgedrückt oder besser sagen können als der Präsident:

Bürger von Boston, ihr habt uns gezeigt, dass Amerika sich dem Guten zuwendet, wenn es vom Bösen bedroht wird.

Angesichts von Grausamkeit entscheiden wir uns für Mitgefühl.

Angesichts derer, die Unschuldigen den Tod bringen wollen, entscheiden wir uns dafür, zu retten, zu trösten und zu heilen.

Wir entscheiden uns für Freundschaft.

Wir entscheiden uns für Liebe.

EPILOG

Liebe hört niemals auf

An einem Morgen im Mai veränderte sich etwas in mir. Die Sonne schien, als ich aufwachte, und ich ging ins Obergeschoss und tat etwas, von dem ich glaubte, es nie mehr tun zu können. Ich nahm einen Pinsel in die Hand, tauchte ihn in einen Farbtopf und begann zu malen. Auf meiner Staffelei stand noch das unbeendete Porträt, an dem ich zuletzt gearbeitet hatte: Es stellte Jesse an einem Hafen in Maine dar, wie er Seifenblasen in den Augusthimmel bläst. Sanft begann ich seine Gesichtszüge auszuarbeiten, sein Haar.

Das Frühjahr war ziemlich schwierig gewesen. Jesse hatte immer gerne im Schlamm nach dem ersten Tauwetter gespielt und beobachtet, wie die Vögel aus dem Süden zurückkehrten. Ein Teil in mir wollte so zugefroren bleiben wie den ganzen Winter über, als er starb, aber dann wurde mein Herz von der Sonne erwärmt. Und jetzt wollte ich wieder schöpferisch arbeiten, was ich seit meiner Kindheit immer geliebt hatte. Seit Dezember hatte ich nicht mehr gemalt.

Es sind jetzt sechs Monate her, seit Jesse diese Welt verließ, und natürlich finde ich manche Tage noch sehr, sehr schwer. Manche Tage aber sind besser als andere. Es gibt Momente, in denen ich mich entscheide, zu lieben, statt zu hassen, aber manchmal ist das zu schwer, und es gelingt mir nicht. Aber auch das ist in Ordnung. Ich weiß, dass ich andere Gelegenheiten haben werde, zu lieben, und dass es ein kontinuierlicher, langfristiger Prozess ist, sein Denken zu verändern.

Jede Mutter, jeder Vater, die ein Kind verloren haben, werden bestätigen, dass es für diesen Schmerz keine spontane Heilung gibt. Doch ich habe gelernt, dass mit der Hilfe und der Liebe anderer, mit Glauben, Hoffnung und Zeit Heilung möglich ist. Ich habe mein Bestes gegeben, um Ihnen dies auf den vorangegangenen Seiten zu vermitteln. Es wird wieder besser, und eines Tages empfindet man wieder, dass das Leben lebenswert ist. Wir können wieder lächeln, ja wir können wieder lachen. So ist es immerhin für mich gewesen.

Der frühe Morgen ist für mich immer noch sehr schwer, aber nicht so schlimm wie anfangs. Dank meiner vielen Formen der Heiltherapie habe ich glernt, mir Zeit für meinen Kummer zu nehmen, und an den meisten Tagen ist dies kurz vor Mittag, wenn ich auf den Friedhof gehe. Ich bleibe dann eine Viertelstunde bei Jesses Grab, spreche das Vaterunser und streichele seinen Grabstein. Ich sage ihm, wie leid mir alles tut, ich danke ihm für all die Zeichen, die er mir zukommen lässt, und ich weine. Anschließend kann

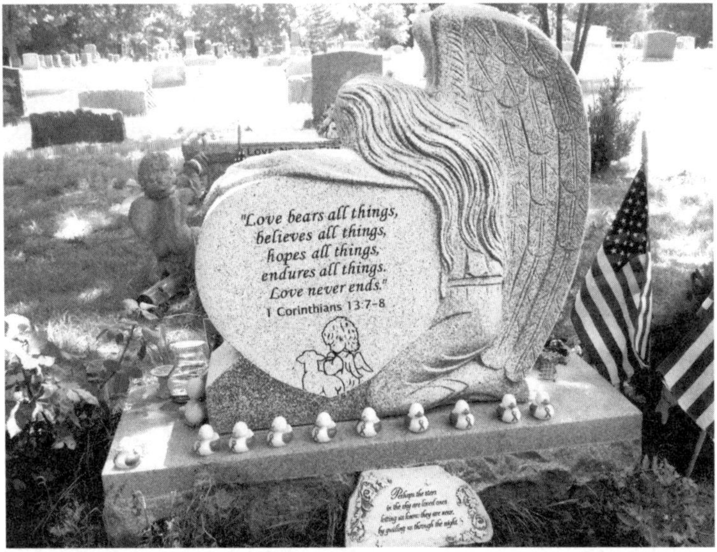
"Love bears all things,
believes all things,
hopes all things,
endures all things.
Love never ends."
1 Corinthians 13:7-8

Jesses Grabstein mit den kleinen Gummienten

ich weitermachen und tun, was zu tun ist – mit Gelassenheit und der Fähigkeit, freudvolle Augenblicke während des Tages zu finden. Am wichtigsten aber ist, dass ich in der Lage bin, für J.T. präsent, stark und positiv zu sein.

Die Grabstätte ist sehr schön geworden. Wir haben dort eine Steinbank errichtet, ein Vogelhäuschen und ein Vogelbad, in dem eine kleine Familie von Jesses Spielzeugenten herumschwimmt. Meine Mutter und ich haben am Muttertag einen Rosenbusch und einen Hartriegelstrauch gepflanzt. Natürlich ist auch ständig eine Patrouille vor Jesses

Grabstein unterwegs: seine Arme aus Spielzeugsoldaten. Alle paar Tage bringe ich Jesse ein Spielzeug aus dem Geschenkefundus, den liebevolle Menschen aus aller Welt für uns zusammengetragen haben. Wir haben davon im Überfluss, und da ich weiß, wie gerne Jesse immer alles geteilt hat, besuche ich auch oft die Gräber der anderen Kinder, die uns an diesem Tag genommen wurden, und bringe auch ihnen ein kleines Geschenk.

An manchen Tagen lege ich mich einfach auf die Steinbank und blicke durch das Laub der Eiche, die diesen Ort beschützt, nach oben. Ich erzähle Jesse dann von meinem Tag, von allem, was J.T. so treibt, und von der Entwicklung seiner Choose Love Foundation. Die Nachrichten in letzter Zeit waren einfach toll gewesen.

J.T. und mir geht es besser. Jeden Abend lesen wir zusammen etwas. Er engagiert sich immer noch eifrig für seine Spendenaktionen, um weiteren Waisen aus Ruanda den Collegebesuch zu ermöglichen. Als Geschenk zum Muttertag fuhr er mit mir nach Boston, um mit Tausenden anderen Familien, die geliebte Angehörige durch Gewalt verloren hatten, an dem 14. alljährlichen Louis-D.-Brown-Muttertagsmarsch für Frieden teilzunehmen. Ich rede oft und gern davon, wie tapfer Jesse war, aber wenn ich mir J.T. ansehe, dann denke ich, dass er körperliche und seelische Kraft geradezu verkörpert. Diese Kraft hat er in sich entwickelt, sie ist durch sein Leid verfeinert und durch das Feuer unserer Trauer gestärkt worden. Ich bin sehr stolz auf ihn.

Jesses Choose Love Foundation entwickelt sich auf eine Weise, wie ich es mir nie erträumt hätte. Wir haben engagierte, leidenschaftliche und sehr fähige Vorstandsmitglieder und zahlreiche freiwillige liebevolle und kenntnisreiche Berater und Helfer. Freunde, Angehörige, Lehrer und Politiker geben uns mehr und mehr Unterstützung. Wir haben eine ausgezeichnete Website, und seit Kurzem läuft unsere Spendenkampagne.

Meine Mission hilft mir, mich etwas zu widmen und vorwärts zu gehen – das gilt jetzt für den Rest meines Lebens, und ich werde erst damit aufhören, wenn ich Jesse ausrichten kann: *Auftrag ausgeführt!*

Aber es gibt noch sehr viel zu tun. Jesse ist dabei stets bei mir, er schickt mir weiterhin Tag für Tag Zeichen und Hilfe. Und ich bedanke mich Tag für Tag bei ihm, indem ich sage: »Das hast du wunderbar gemacht, für uns hier unten alles anzuregen. Du kümmerst dich gut um deine Familie. Es geht uns dadurch allen gut, aber wir vermissen dich sehr, mein Baby!«

Bei meinen Besuchen am Grab habe ich in den letzten Wochen Jesse viel davon erzählt, was wir zu seinem siebten Geburtstag am 30. Juni vorhaben. Ich habe 500 Personen dazu eingeladen, sein erstaunliches, aber kurzes Leben zu feiern, darunter meine Familie, unsere ältesten, liebsten Freunde, Jesses Spielkameraden, unsere neuen Freunde und deren Familien – die Sanitäter, Polizeibeamten, Feuerwehrleute, meine *Heilende Herzen*-Familie, Freunde aus der Stiftung und viele andere wie der Bundespolizist Rob und Dr.

Laura, deren Liebe und Unterstützung uns durch diese Tragödie geholfen haben.

Jesse wird diese Party gefallen. Als Erstes versammeln wir uns am Morgen im Familienkreis an seinem Grab, wo Trent ein Lied singen wird, das er zu Jesses Ehren komponiert hat. Es heißt »Waiting for Our Wings«. Wir stoßen mit Champagner auf unseren kleinen Jungen an. Dann lassen wir Dutzende von Luftballons in den Himmel schweben.

Anschließend geht es zu den Ridge Stables, wo wir Jesses Gäste begrüßen und die Party mit einem großen Grillfest beginnen. Es wird Musik geben und zahlreiche Aktivitäten, damit Jesses Vettern und Cousinen und seine Freunde viel Spaß an diesem Tag haben: Ponyreiten, Kinderschminken, ein Zauberer, Schwimmen und eine riesige Wasserrutschbahn.

Gestern brachte ich Einladungen zur Feuerwache, die am Tag der Schießerei zum Zentrum für das Trauma und das Leid geworden war. Doch als ich das Gebäude diesmal betrat, geriet ich nicht in Panik und erlebte auch nicht wieder den scharfen Schmerz von damals. Beim Verlassen blickte ich zum Dach hoch, wo 26 erst kürzlich angebrachte Kupfersterne in der Sonne glänzten. Jesses Stern war ganz vorn in der Mitte, so als wolle er sagen: »Und jetzt kommt Jesseee!«

Später an diesem Tag habe ich zu Hause noch etwas anderes gemacht, wozu ich seit der Tragödie nicht imstande gewesen war: Ich ging in den Stall und sattelte Heart, unser Pferd, den Sohn von Rose aus dem Buch *Rose's Foal*. Ich reite genauso leidenschaftlich gerne, wie ich male, und hatte ge-

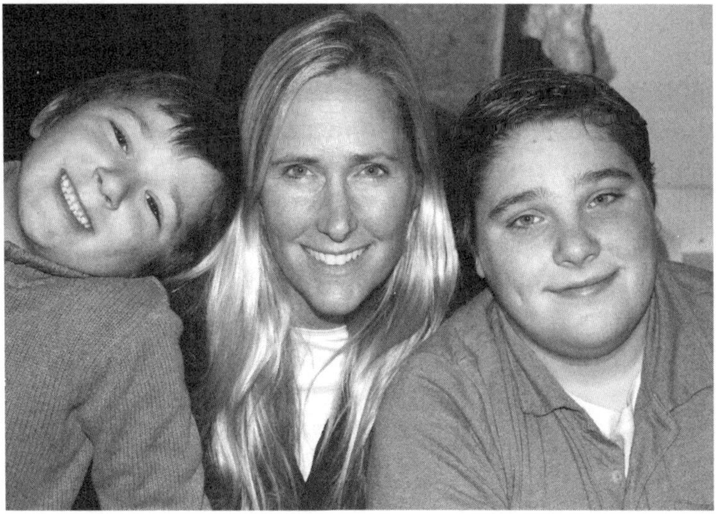

Liebe endet niemals ...

dacht, dass diese beiden Lieblingsbeschäftigungen für mich auf immer verloren sein würden, als ich Jesse verlor. Aber jetzt weiß ich, dass das nicht zutrifft, denn ich habe Jesse eigentlich nicht richtig verloren. Er ist bei mir, wo immer ich auch bin – ob ich nach Florida fliege, an einem fernen Strand spaziere, auf einer Bühne in New York zu Tausenden Zuhörern spreche oder versuche, den Präsidenten der Vereinigten Staaten zu überzeugen, dass man Jesses Botschaft in alle Schulen hineintragen soll. Er ist stets neben mir, immerzu, und wird immer für mich da sein. Liebe endet nämlich niemals. Sie währt ewig.

Bei meinem Ritt über die Wiesen hinter der Farm konnte ich den süßen Duft der Wildkräuter riechen, die gerade zu blühen angefangen hatten. Ich spürte die warme Sonne auf meinem Gesicht. Ich blickte in den blauen Himmel über mir und erkannte, dass ich zumindest in diesem Augenblick glücklich war.

Und das war das beste Zeichen, das ich bisher bekommen habe. Danke, mein geliebter Jesse!

Danksagung

VON SCARLETT

Ich möchte meiner geliebten Familie danken, die mich durch diese dunkle Nacht der Seele begleitet hat. Sie hat mich umsorgt und mich mit unglaublicher Großzügigkeit und bedingungsloser Liebe getröstet, wie ich es nie für möglich gehalten hatte: Trent und Sasha Lewis, Jordan und Becky Lewis und Coulter und Kristy Lewis.

Ich möchte meiner Mutter danken, Maureen Lewis, und meinem Stiefvater Bob Comfort, die wochenlang ihr Haus dem endlosen Strom von Freunden öffneten, an schwierigen Begegnungen teilnahmen und sich um alles im Hintergrund kümmerten.

Ich möchte meinem Vater David Lewis für seine Hilfe bei der Stiftung danken und seiner Frau Betty Mack für ihre liebevolle Zuwendung und ihre Unterstützung.

Ein Dank ergeht an alle Freunde, die meiner Familie und damit auch mir Unterstützung gaben.

Ich möchte Dr. Laura Asher danken, die in den ersten Wochen meine Hand hielt und mich durch die blinde Verzweiflung wieder ans Licht führte. Ihre Fürsorge begleitet mich weiterhin auf meinem Weg.

Danke, Trooper Rob Maurice. Du warst in den ersten Wochen unser Schutzengel und bist dadurch auf immer zum Teil unserer Familie geworden.

Ich danke meinen Nachbarn Chan und Roberta Ahuja und ihren Söhnen, die uns Tag für Tag ihr christusgleiches Bewusstsein demonstrierten.

Dank auch an Pastor Richard Flashman, der uns seine Kirche und sein Herz öffnete und uns unermüdlich an die Worte des Herrn erinnerte.

Ein Dank geht auch an Marissa Bonjourno und ihre Mutter Susan. Sie gehörten auch zum göttlichen Plan und waren stets gute Freunde für Jesse.

Dave und Michele Foster und ihre Kinder (für den jüngsten bin ich gerade Patin geworden) und John Merkowitz, die erschienen, als ich es am dringendsten brauchte.

Danke, Barbara Ross, die die Hilfe für meine Tiere koordinierte und uns in vielen Dingen half. Sie ist eine gute Freundin, seit wir die Farm von ihr erwarben!

Danke, meine Freundinnen von der Darien High School, die aus allen Ecken des Landes herbeikamen, um mir beizustehen, als wir unseren geliebten Jesse begruben.

Danke, Carol Gormin, meine erste Freundin in Connecticut und eine meiner beständigsten Stützen. Missy Fiorita, danke, weil du stets da warst.

Danke, Diana Alena, für mehr, als ich hier ausdrücken kann.

Ein Dank an alle Freunde, die zu Jesses Trauerfeier und Beerdigung kamen und die nun seine Stiftung unterstützen – ich kenne euch und ich liebe euch!

Danke, danke, danke, Robert und Colleen Haines, die mir halfen, die Stiftung zu gründen und zu leiten, die liebevoll und unermüdlich bei der Planung für Jesses Geburtstagsparty halfen und es für viele zu einem ganz besonderen Tag der Heilung machten.

Danke, Maureen Clark und Jan Sabile, zwei Engel, die vom Himmel herabkamen und bei meiner Rettung halfen.

Danke, Julie Sanders, für 41 Jahre Freundschaft – die immer weiter währt.

Danke, Trout und Jennifer Gaskins, die Tag für Tag opferten, um Freundschaft und Trost zu bieten – und uns sogar Lämmer zu Weihnachten schenkten!

Danke, Linda Couch, eine Quelle der Inspiration für mein Leben. Du hast mir gezeigt, wie man auch den größten Herausforderungen mit Kraft und Mut begegnen kann.

Danke, Pam und Mike Blasko, weil ihr stets in selbstloser Liebe für uns da seid und immer noch mehr für uns leistet, ebenso danke, Ashly und Rick Bartholomew, für die unendliche Liebe.

Danke, Nick Ortner, einem der ehrlichsten Menschen, die ich kenne. Du hast mir eine zuverlässige Methode gezeigt, meinen Schmerz zu lindern. Danke auch an Dr. Lori

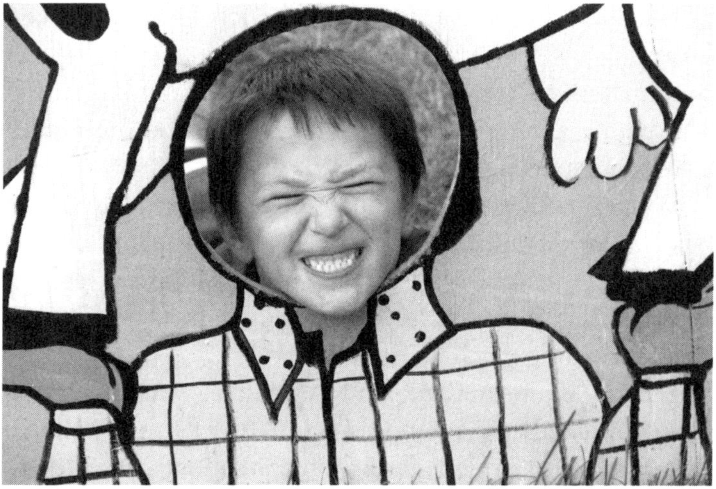

Jesse hat Spaß auf dem Rummel

Leyden, die instinktiv meiner Famile half, einen Weg durch Schmerz und Frustration hin zu Frieden zu finden.

Danke, Rob und Debora Accomando vom *My Sandy Hook Family Fund*, für ihre Integrität und die zuverlässige und unerschütterliche Unterstützung der Familien der Opfer.

Ich danke meiner Gemeinde für ihre fortwährende liebevolle Unterstützung.

Danke, Wayne Dyer, weil du erkannt und erlebt hast, wie herausragend Jesses Geist war und weiterwirkt, und Louise Hay, deren Lehren mir ermöglichten, weiterhin für Jesse präsent zu sein und nicht so viel zu bereuen.

Danke, Patty Gift und alle Angestellten bei Hay House,

für euer Verständnis und den Glauben an die Botschaft dieses Buches.

In großer Dankbarkeit bin ich Natasha Stoynoff verbunden, die mit Sicherheit von Jesse persönlich ausgewählt wurde, um beim Verfassen dieses Buches zu helfen. Die vielen Synchronizitäten, die wir bei diesem Projekt erlebt haben, könnten ein weiteres Buch füllen!

Ein Dank auch an Natashas wunderbaren Ehemann Steve. Seine unglaublichen Einsichten, sein Wissen und seine liebevolle Unterstützung waren für mich ein großer Segen – was immer er sagte, galt! Der Rosenkranz, den er mir schenkte, wird auf immer eine kostbare Erinnerung daran sein. Danke dafür, den Kreis der Liebe geschlossen zu haben.

Ich danke der ganzen Welt, den Erwachsenen und Kindern, für alle liebevollen Botschaften und selbst gemachten Geschenke, die so viel Liebe ausdrückten – am meisten aber für die fortwährenden Gebete.

Ich danke Gott und seinem Sohn Jesus Christus, die die Grundlage für meine Kraft und meinen Mut bilden.

Danke, Mutter Maria, weil du dich mir gezeigt hast. Du kennst mein Leid und hast mir ein Beispiel gegeben, wie man in Gnade weiterlebt.

Am meisten aber danke ich meinem geliebten Sohn J.T., der mich durch seine Geburt lehrte, was Liebe ist. Er ist weiterhin mein bester Lehrer.

Und zuletzt ... möchte ich Jesse danken, der mir weiterhin vom Jenseits fürsorgliche, heilende Liebe schickt. Bitte mach weiter so, ja? Umarmungen und Küsse

VON NATASHA

Zuallererst möchte ich mich bei Steve bedanken – dessen Kreativität, Herz und Geist entscheidend zu diesem Buch beigetragen haben.

Ein Kuss für die stets fantastische Truppe bei Hay House – Patty, Laura, Shannon und Reid.

Danke, Wayne und Nick, die als Erste erkannten, wie heilsam Scarletts Geschichte war.

Ein herzlicher Dank ergeht an die hübsche Miss Maureen, unsere sanfte Lektorin, meine beste Stütze. Ein Dank auch an Scarletts Familie, die mich wie eine Angehörige in ihren Kreis aufnahm.

Danke, J.T., coolster Teenager und mein zukünftiger Ko-Oscargewinner. Danke, dass du dich beim Schreiben dieses Buches so gut um deine Mom und mich gekümmert hast!

Danke, geliebte Schwägerin Miss Melly, die als Agentin direkt aus dem Jenseits wirkte und mich direkt in Scarletts Arme schickte – und auch in ihren eigenen neuen Tag ...

Danke, JE, der das große Zeichen bestätigt hat.

Danke, Maria und Vasil. Bitte kümmert euch um Jesse, wie ihr euch um mich gekümmert habt.

Und danke, liebste Miss Scarlett, meine neue Seelenschwester aus dem Süden, die meine besondere Botschaft teilt: Danke, dass du mir erlaubt hast, dein Herz zu inspizieren und dir bei deinem Auftrag zu helfen. Du bist erstaunlich!

Als Letztes – und Wichtigstes – möchte ich dir danken,

Jesse, der immer bei uns ist. Wir treffen uns irgendwann in einem Schaumbad im Himmel. Ich bringe alle deine Enten mit ...

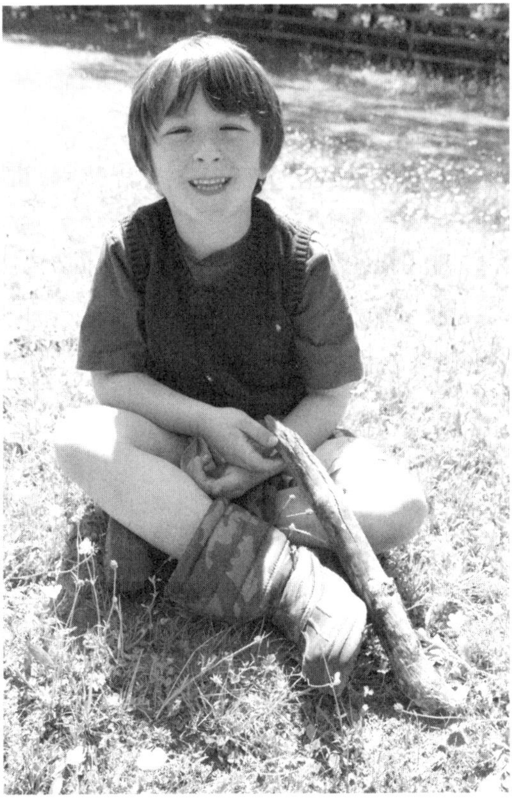

Jesse mit seinen »Armeestiefeln« an einem heißen Sommertag im Juni 2012

ÜBER DIE AUTORINNEN

SCARLETT LEWIS ist Mutter, Malerin, Reiterin und seit Neuestem Friedensaktivistin. Sie hat die Jesse Lewis Choose Love Foundation gegründet zu Ehren ihres Sohnes, der bei dem Massaker in der Sandy-Hook-Grundschule im Dezember 2012 ums Leben kam. Scarlett hat die Boston University besucht und mit einem Bachelor in Kommunikationswissenschaften abgeschlossen. Sie ist Schriftstellerin und hat auch im Finanzwesen gearbeitet. 2007 verfasste und illustrierte sie das Kinderbuch *Rose's Foal* über ein Fohlen, das auf ihrer Farm geboren wurde, und die wichtigen Lebensweisheiten, die seine Mutter ihm auf den Weg gibt. Scarlett lebt mit ihrer Familie auf einer Farm in Newtown, Connecticut.

NATASHA STOYNOFF ist *New York Times*-Bestsellerautorin und ehemalige Journalistin für *People*. Heute arbeitet sie freiberuflich für das *Time*-Magazin. Sie lebt in Manhattan, wo sie zurzeit an Büchern, Drehbüchern und ihrem ersten Theaterstück arbeitet.

ÜBER DIE STIFTUNG

Scarletts Jesse Lewis Choose Love Foundation hat es sich zur Aufgabe gemacht, bei unseren Kindern und in unseren Gemeinschaften das Bewusstsein zu schaffen, dass wir statt Hass Liebe wählen können, Dankbarkeit statt Anspruchshaltung und Vergebung und Mitgefühl statt Bitterkeit. Unser Ziel ist eine friedlichere und liebevollere Welt, indem wir diese Samen der Weisheit pflanzen. Weiterhin haben wir uns der Aufgabe verschrieben, mit allen Gruppen und Personen zu arbeiten, die unsere Ziele teilen. Der Vorstand setzt sich dafür ein, jede Investition in diese Partnerschaft zu maximieren, um die Mission der Stiftung zu fördern.

Wenn Sie mehr über die Stiftung erfahren oder eine Spende leisten möchten, besuchen Sie bitte die Website www.jesselewischooselove.org.